传 中 医 经 典　承 岐 黄 之 术

《中医传薪录——华夏中医拾珍》

编著者名单

主　　编　王家祥　樊正阳　孙洪彪

特邀编辑　张少雷　胡天静　郭　全　蔡　乐

　　　　　雷雪梅　董兴辉　王　景　刘　娟

　　　　　胡声华　马腾飞　许朝进　王　军

U0038946

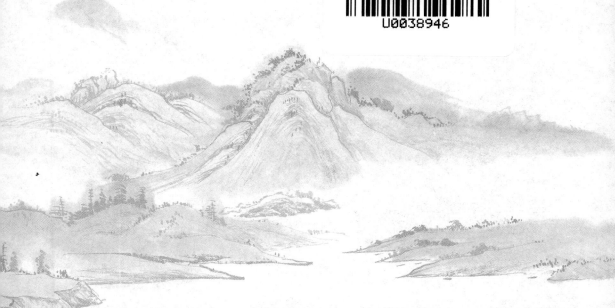

内容提要

　　本书是《中医传薪录》论坛丛书的第一辑，采用了原创、实用的创新风格，收录了数十位中医工作者临床经验的结晶，其中不乏真知灼见。全书分医话、医案、方药、针推四大板块，多层次、多角度地对大家学习中医药的困惑、实用有效的治疗方法做了通俗细致的讲解，内容科学、实用，原创性强，真实朴素，具有较强的指导性。本书是一本值得推荐的中医临床佳作，适合广大中医从业人员、中医爱好者阅读参考。

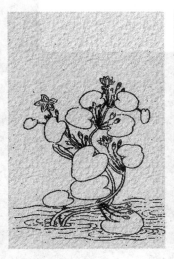
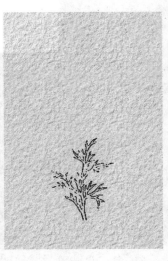
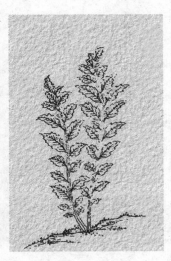

前 言

斗转星移，岁月无声。

2008年，除了北京的奥运会，天下究竟还发生过哪些大事呢？记忆中已然模糊不清，但是在这一年的四五月间，有四位深爱中医的人一时"冲动"，却真实地促成了岐黄中医论坛（现在的百草居）的诞生。论坛初期的艰辛，非亲历者是难以体会的，即便现在想起，当时的心酸、无助、困惑仿佛还能触及。时光流转，看着现在已经成为访问量第一的纯中医论坛——百草居，我们四位至今还未谋面的人，感悟更多的也许是一种庆幸，庆幸我们坚持着走过来了。能义无反顾地坚持做一件在当时还看不清前景的事情，是需要强大的信念支撑的，那就是当时伟峻提出的一个口号，也就是后来论坛的宗旨：传中医薪火，济天下苍生。回顾这些时，头脑中竟然跳出"伟大"一词，如此自恋的两个字，令我哑然失笑。一路走来，论坛是不可能只靠个人生存到现在的！如果说最初是我们四个人共同播下了一粒种子，那么这粒种子能够逐渐成长为大树，却是倾注了太多同样执着热爱中医的同道们的辛勤汗水。在这里，我对所有默默支持百草居论坛的同道们表达最真诚的敬意：谢谢你们！

2010年2月，论坛第一套丛书正式出版，这是论坛发展中的一件大事，也是论坛发展的一个里程碑。丛书的出版，让更多中医从业者和中医爱好者认识了百草居，使其作为中医交流平台的作用得以进一步发挥，各种观点的碰撞，各种临证心得的分享，让一大批更加接近基层临床实际的文章不断在论坛发表。伴随着这种发展，在中国科学技术出版社各位编辑的大力帮助下，《中医传薪录》系列丛书开始出版。基层中医的临床心得不断问世，为更多喜爱中医的人提供了很实用的读本，也为诸多学验俱丰的中医同仁提供了一个展示各自临证心得和体悟的机会。可以预见，在这种趋势下，这么多优秀的个人著作的传播，必将促进基层中医和中医爱好者间的交流，并将不断提升普通民众对中医的认知，中医同道的经验交流与传承，也必将逐步实现造福苍生的目的。

随着论坛的不断壮大，优秀文章不断积累，个人专著陆续出版的同时，我们也注意到一些问题。个人专著，要有非常充实的内容，并成为一个完整体系，文章达到一定数量后才能汇集成书。论坛中存在着大量的优秀文章，虽然有很高的学习、参考价值，但数量很少，独立成书非常困难。为避免这种遗珠之憾，自2012年年底，论坛管理组内部开始筹划出版合集，就是把这些散在的论坛文章进行采集分类，集合成册，做成系列出版。

初稿提交出版社后，在近几年的时间里，编辑老师们做了大量工作，从文章的甄选、材料的核实，到词句的斟酌、逐字校订，其难度和强度之大可想而知。清样中列出的一些修改指导意见是非常有价值的，不仅大幅提升了本书的质量，也是我们以后在论坛上发表个人观点和编撰论坛丛书时需要注意的重要原则。现列举如下。

1. 丛书系多人合著，兼收不少网络文章。虽经编辑老师们做了大量加工修改工作，以及我们反复校对，仍可能存在一定的疏漏，敬请读者指正。

2. 关于文章主题观点方面，编辑老师的意见也是非常中肯的，值得我们认真思考。看待西医方面，现在两种医学体系并存，互相影响与渗透是不可能避免的，作者要注意避免一些不良风气及门户之见，客观、科学、开放地阐述自己的医学观点。对目前中医政策及教育制度等，观点不要过于偏激，作为学术出版物，作者的学术观点应该客观、准确，避免掺杂过多的个人情绪和对国家政策的质疑。试想，如果没有国家政策对中医药的大力支持，仅凭民间的个人行为，中医药根本不可能与现代医学抗衡。近代中医艰苦的发展历程已然说明了这一点。

在论坛中我们鼓励观点的百家争鸣，只要不违反国家的法律、法规，我们提倡百家争鸣，言论自由。但作为正式出版物，其影响面甚广，读者层次也存在很大差异，为避免对读者造成误导，对于一些观点过于偏激的文章，编辑老师们做了删减。这也提醒了各位作者，并且我们在以后的文章采集工作中也要时刻注意。

3. 诸多民间偏方、秘方的疗效，受到作者认识范围的局限，有些难免出现夸大的现象。一些过于绝对、肯定的语气和内容过于单薄的部分已经做了修正，但读者在阅读时还要注意甄别。学术用语也要逐步规范化，文章中引述古籍时一定要查证准确，标注清晰。

4. 不可否认，中医存在很多优势，也正是这些不可取代的优势，才让中医不断发展前进。结合现代发展，我们要对中医优势病种有新的认识。一味地抛弃西医之长，也是不明智的，如急性、化脓性阑尾炎继续单一用汤药治疗，简单的外伤出血还用初生老鼠拍死加生石灰捣碎晒干应用，或用生蟾蜍打死灌生石灰晾干应用来制作止血药等。中医是关乎人命的科学，需要与时俱进的包容精神。

正如建立论坛之初，《中医传薪录：华夏中医拾珍（第一辑）》虽然出版了，但其中依然存在一些缺憾与不足，就像一个初生的婴儿，还需要更多喜爱中医、支持中医的朋友们继续大力支持与培养。再次向丛书文章的各位作者、出版社的编辑老师们，以及支持、参与此项工作的同道，表示衷心感谢。希冀本系列丛书，慢慢长大，逐渐完善，为推动中医事业的发展贡献力量。

华夏中医论坛 白术

丙申年初夏写于柳城

001　第1讲　医话篇

医话乃临证随笔，是中医特有的文章，如医案一样，亦可作为医者行医的真实记录而说教言传，是广博学识必须多读的一类文章。写法或严谨，言辞或随意，体裁或议论，文字或记叙，有理论的深刻探讨，有临证的自我感悟，文字流露从乎心中，读如面谈亲授，焉不细心阅之？

067 **第2讲 医案篇**

　　医案，顾名思义乃医者诊疗的记录，写法常严谨有序，文字多确切精练，理法方药贯穿一体。这里多是些常见病的诊治记录，读者可以效法，亦可从中借鉴治病的思路。每案如同美味小菜一碟，汇总即是一桌大餐盛宴，仔细品味，必有所得焉！

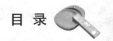

143　第3讲　方药篇

　　方者一定之法，法者不定之方，药物都有各自的治疗作用，是方的最基本单元，故理论勿论多美多善，落实到治病愈疾，还得由方与药来完成，故一个好方是体现疗效的基础。方有经方、时方、单方、验方，能治病的都是好方。

（189） 第4讲　针推篇

　　针灸与推拿合称为针推，是不用药物治病的手段，含刺法、灸法、理伤、正骨等，可效速而逮方药之不及，有方药不可替代的优势，亦可辅助方药而产生疗效，故一个好的临床中医，也当在此多下功夫，以提高临床诊疗水平。此篇所辑录的也是论坛优秀文章，读者可仔细阅读研究。

第1讲 医 话 篇

医话乃临证随笔，是中医特有的文章，如医案一样，亦可作为医者行医的真实记录而说教言传，是广博学识必须多读的一类文章。写法或严谨，言辞或随意，体裁或议论，文字或记叙，有理论的深刻探讨，有临证的自我感悟，文字流露从乎心中，读如面谈亲授，焉不细心阅之？

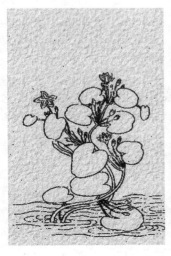
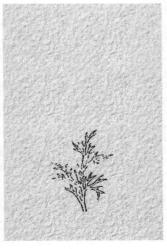
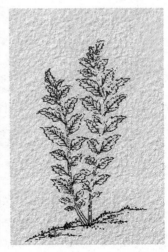

浅谈桂枝汤

桂枝汤为《伤寒论》开卷第一方，柯琴称其为群方之冠，足见其在《伤寒论》中的重要地位，确实如此，《伤寒论》总共113方，只桂枝汤加减变化组方的就有20多方。因此，参透了桂枝汤，基本就等于明白了《伤寒论》近1/5的方剂，其功伟矣。

在介绍桂枝汤之前，先对《伤寒论》这本书做一个概括的总结。

东汉医学家张机的《伤寒论》是一部介绍广义伤寒，即包括所有外感病在内的疾病发病规律和治疗方法的书。同时，又是一部包括了诸多杂病（内伤）的发病规律和治疗方法在内的书，故而有"六经钤百病"之说。因此，又可以说《伤寒论》

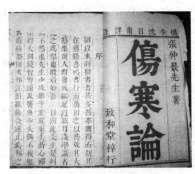

● 《伤寒论》书影

是一部总结所有疾病的发病规律和治疗方法的书。之所以形成这样的局面，是由于疾病的特性决定的。疾病的发生包括了两个方面的因素：一方面是病邪的侵袭；一方面是人体自身免疫力的改变。二者合起来，也就是我们《黄帝内经》中所说的"正邪相争"。由此我们可以看出，疾病是一种正邪相争的免疫反应。其中，人体的正气占主导地位，是疾病发生的内因；病邪占次要地位，是疾病发生的条件。所以，我们治病用药一定要顺应人体免疫反应的趋势，也就是病机的趋势：病机趋势向外的，要发汗表解；向里的要清下；半表半里的要和解；虚的要补要益；实的要疏要泻；寒的要温要热；热的要清要滋。否则，违背了这样的规律，病必不愈。《伤寒论》所介绍的内容，皆是疾病的免疫反应趋势或病机的趋势以及相应的治疗方法，虽然其中也涉及风邪和寒邪两类病因，但是却又绝不仅仅局限于具体的某种疾病，或某种病邪引起的疾病。尽管它的书名标明的是介绍外感病的发病规律和治疗方法，但其内容却是涵盖了人体内在抗病机制所表现出来的规律和相应的救治方法，所以说，它不仅是一部治疗外感的书，也是一部治疗内伤的书，包括了外感、内伤在内的所有的疾病。

疾病的发病规律，就是我们上面说的疾病免疫反应的趋势或病机的趋势。治疗方法，就是《伤寒论》中的所有方剂。

接着，我们再介绍一下《伤寒论》所讲发病规律的结构。

在此之前，我们要先排除用脏腑经络理论来解释《伤寒论》，因为《伤寒论》中的六病绝不是六经病，更不是某某经腑的病，而是一切疾病，只要有某病的表现就是某病。不用脏腑经络来解释《伤寒论》，不代表我们就排斥和否定脏腑经络理论，我们只是说《伤寒论》不是在脏腑经络的理论基础上写成的，虽然它有时也讲脏腑经络理论，但其实它是在八纲理论的基础上写成的。虽然如此，脏腑经络理论依旧是我们中医园地里的奇葩之一，有着不可估量的价值和成就，并且依然将常放异彩。

用八纲理论来解释《伤寒论》的发病规律具体方法如下：因为阴阳为八纲之总纲，涵盖其他六纲，故此书中以阴阳为纲，把所有的"证"分为阴病和阳病。然后，阴病和阳病又根据表、里不同的病位各分为三种病。阴病分为三阴病：太阴病、少阴病、厥阴病。其中，少阴为表，太阴为里，厥阴为半表半里。阳病分为三阳病：太阳病、阳明病、少阳病。其中，太阳为表，阳明为里，少阳为半表半里。也即是说，太阳病为表病之阳病，少阴为表病之阴证；阳明病为里病之阳病，太阴病为里病之阴病；少阳病为半表半里之阳病，厥阴病为半表半里之阴病。六病之间可以传变，或合病或并病，但其传变或合病或并病也是有一定规律的，绝非随意的。

桂枝汤作为《伤寒论》里的一首名方，主要具有两方面的作用和用途：一是外能充营卫、散外邪；二是内能温脾胃、生阴血。下面我们分别讨论。

桂枝汤充营卫、散外邪，主要用于太阳病中风证。为了便于理解太阳中风证，我们先说一下太阳病的病机。太阳病的病机是人体正气与病邪抗击于体表皮毛、肌肉、筋骨，企图通过发汗的形式将病邪排出体外，从而达到病愈的目的。人体体表为营卫二气所固护和营养，故表病也就是太阳病，即是营卫二气与邪气之争。人体正气在内曰气血，在外曰营卫，其实气血营卫本不同之说法也。我们暂不讨论气血，只说营卫。营卫二气产生于脾胃运化、吸收的水谷精微，脾胃功能一差，营卫二气必然不足。故脾胃功能正常，是保证营卫二气充足且功能正常的根本。气血亦是如此。知道了太阳病的病机，再解释桂枝汤就好理解了。

《黄帝内经》有云："邪之所凑，其气必虚。"后人又有"邪气太盛"之说，这两句话道出了疾病发生的两种形式。也就是说，人体疾病的发生皆是由于正气先弱，正气虚馁，外邪方可侵袭；或者正气不虚，邪气太盛，正气抵挡不住，也可引起疾病的发生。太阳病有两种类型：即太阳中风证和太阳伤寒证。治疗太阳中风证的主方是桂枝汤，治疗太阳伤寒证的主方是麻黄汤。太阳伤寒证就是属于正气不虚，邪气太盛所致。其始，邪气侵袭人体后，正气，也就是营卫二气奋起抵抗，企图拒邪于人体之最外层——皮肤，通过出汗把病邪排出。此时，正气不虚而邪气旺盛，二者交争于体表皮肤。虽正不虚，而邪太盛，故靠自身之卫气尚不足以抗邪兼蒸腾营阴做汗，排病邪于体外，故此时，宜用药物顺应正气抗邪于体表而向外的病机，助机体汗出，以使病解，麻黄汤就是这样一首方剂，辛温散邪以助汗出，汗出邪去而病告痊愈。太阳中风证却是脾胃虚寒、营卫不足在先，而后遭受病邪侵袭的一种类型。其病理为外邪侵袭后，卫气奋起抵抗，由于卫气本不足，再全力抗邪，致使卫气固护营阴的功能减弱，令营阴外泄。营阴本已不足，又兼外泄，就更加不足。鉴于以上两种原因，故汗出而邪不去、热不退。此时，对于疾病的治疗应采取温补脾胃以生营卫，使营卫充足，再兼助发汗以驱外邪的治疗方法，使汗出邪去。桂枝汤就是依此而制定的。桂枝汤中桂枝、炙甘草、大枣、生姜温补脾胃之虚寒，以生营卫二气，同时又用芍药、大枣补充营阴之不足，再兼用桂枝、生姜味辛以助发汗驱邪。药后服热粥，以增营卫之化源。由此而知，桂枝汤乃是治疗营卫不足、脾胃虚寒型外感的方子。但，有时患体虽有这种病理状态存在，却患外感后而症状不明显，同样也用此方治疗，关键就看医者的辨证水平了。

说桂枝汤充营卫、散外邪，而不说其调和营卫，是因其内在的病理因素决定的。患体脾胃虚寒在先，必导致营卫不足于外，故说充营卫而不说调和营卫。调和营卫之说，来自《伤寒论》第53条："病常自汗出者，此为荣气和，荣气和者，外不谐，以卫气不共荣气和谐故尔，以荣行脉中，卫行脉外，复发其汗，营卫和则愈，宜桂枝汤。"这里所说的"卫不和"，实际乃是卫气受邪，失去其固护营津之功能，与上面所述桂枝汤病机一样，只不过感受外邪的症状不明显罢了。其治疗仍然是用桂枝汤充营卫、散外邪。

桂枝汤温脾胃、生阴血，主要用于治疗一些内伤杂病，其病机为脾胃寒、阴血少。比如治疗失精梦交的桂枝加龙骨牡蛎汤等。

桂枝汤治外充营卫、散外邪也好，治内温脾胃、生阴血也好，有时候并不是分得那么清楚，往往是彼中有此、此中有彼。桂枝汤的作用和用途到此就介绍完了。

下面介绍桂枝汤证的脉象。

桂枝汤证的脉象在《伤寒论》中介绍了两种：一是脉缓，一是脉浮弱。本来太阳中风之脉应该浮缓，至于仲景为何说脉缓而不说脉浮缓，是有深意的。脉浮缓是说中风之脉，也就是后面所说的脉浮弱；而脉缓不仅包括了浮缓，还可以不浮缓；不仅包括了中风营卫不足、风邪侵袭的病机，还包括了内伤脾胃虚寒、阴血不足的病机。

那么，什么样的脉是缓脉，什么样的脉是弱脉呢？其实缓脉也好，弱脉也好，它们的共同特点是：脉初取脉体和缓松弛，按之则软弱少力，内容物少。胡希恕形容为紧脉是装满烟丝的烟卷，缓脉是去掉一部分烟丝的烟卷。直观形象，易于理解。浮弱脉，就是弱脉再加上浮脉。不过，应该注意的是，这里所说的缓脉、弱脉与后世脉学中所描述的缓脉、弱脉是不同的。后世脉学所谓的缓脉是以至数来论，一息四至谓之缓；弱脉是沉细无力谓之弱。

下面我们总结一下桂枝汤临床应用的不同情况。

① 太阳中风证。

② 太阳病汗、吐、下之后，太阳病仍存在的。

③ 自汗出或自汗出时发热，属营卫不和的。

④ 非太阳病而现桂枝汤证的。

⑤ 太阳阳明合病而有桂枝汤证的。

⑥ 太阳少阳合病，发热、恶寒、关节疼痛的。

⑦ 太阳中风证而症状不明显的。

⑧ 脾胃虚寒、阴血不足的。

综合上述，我们可以把桂枝汤的临床应用要点归纳为两点：

1. 临床上只要病机在表，也就是说，脾胃虚寒、营卫不足在先，有外邪侵袭的有症状或无症状的疾病；

2. 脾胃虚寒、阴血不足的疾病。二者之脉象皆缓弱无力，内容物少。

[李盼广（平凡中医）]

肝硬化治疗之心得

肝硬化属中医胁痛、黄疸、积聚、臌胀之门。肝硬化是一种慢性进行性肝病，是由各种原因引起的肝脏慢性弥漫性炎症，或广泛的肝实质变性和坏死继续发展的结果。病情进展到一定程度，可出现肝门静脉回流障碍、门脉压升高、血浆胶体渗透压降低、肝淋巴液溢出等多种病症而导致腹水，这就是晚期肝硬化的腹水期，中医又称为臌胀（此种腹水主要在腹，与心性、肾性等先由躯体四肢水肿而后及腹者有严格区别，故又称为单腹胀）。慢性肝炎大多由乙型肝炎或丙型肝炎转化而成，因长期病毒复制和肝功能异常而形成早期肝硬化。早期肝硬化一般还是气滞血瘀，到了晚期阶段以血瘀为主，成为血胀。由于脾大，血小板减少，侧支循环障碍，胃底静脉曲张，出现大量的出血、呕血，深度黄疸，甚至肝性脑病、无尿，导致肝肾脑综合征，病死率极高。

笔者行医三十余年，一直从事肝炎的研究与治疗工作。今天和同仁们一起讨论肝硬化的辨证论治问题，以如下病案形式进行探讨。

反治法病案二则。

 精血内耗，阴虚臌胀

金某，男，66岁，温州建筑公司工人，1978年6月1日初诊。

患者面色晦暗，形瘦如柴，腹大如鼓，神志烦乱，纳谷不香，口燥咽干，咳嗽少痰，呃逆不止，下肢浮肿，大便周余未解。舌红绛，无苔少津，脉象弦细。中医诊为"单腹胀"，证属精血大伤，津液极虚。治宜养胃滋阴，益肾柔肝。予叶氏养胃汤合一贯煎加减。

处方：北沙参30g　　生地黄60g　　麦　冬15g　　玄　参15g

　　　枸杞子15g　　当　归3g　　玉　竹15g　　川楝子10g

　　　天花粉15g　　赤　芍10g　　生何首乌15g

3剂，水煎服。

二诊：咳嗽呃逆未止，大便仍不解，视物不清，神志欠清。遵上法增水行舟，原方去当归、川楝子，加肉苁蓉15g，鲜石斛24g，3剂。

三诊：大便行，小便亦长，腹满略减，仍守上法，加鸡子黄2枚，阿胶15g，冲服，10剂。

四诊：腹水已衰其六七，下肢肿消，纳食转香，神志亦清，能下床行走，舌红苔薄，此为胃阴渐复，原方加入牛角塞30g，茜草15g，凉血散瘀，消其热毒，以防后患。10剂。

五诊：腹水小退，二便如常，纳食亦佳，予六味地黄丸吞服，以资巩固。1980年1月7日随访，病未复发。

按：此证属瘀热内积而致精血不足、津液大伤之腹水，治不能行气破瘀、逐水利尿，而应当用大剂益阴之品增水行舟，方能获效。用麦冬、生地黄之类滋水治水，此为塞因塞用。

 瘀热内积，吐衄泻热

姚某，男，45岁，温州市工科所技术员，1978年7月10日初诊。

患者面色灰滞，目黄如橙，胸中烦痛，吐血色紫，神志如狂，大便日结十余次，色黑如果酱状，舌尖红，边紫暗，苔黄燥，脉象弦数。此为瘀血内阻，热入营血。治宜清热解毒，散瘀开窍。拟犀角地黄汤合血府逐瘀汤加减。

处方：柴　胡6g　　　赤　芍10g　　　当　归9g　　　枳　实6g
　　　生地黄20g　　　川　芎6g　　　桃　仁12g　　　红　花9g
　　　牛角腮60g　　　茜　草15g　　　牛　膝12g　　　天花粉15g

另生大黄30g泡服，至宝丹2粒冲服。2剂。

药后胸痛大减，神志转清，苔黄已去，大便次数减少，心烦口渴，牙龈出血，舌红边紫，脉洪大无力，此为营阴受伤，法宜养阴解毒，拟化斑、清营为剂。

处方：石　膏30g　　　知　母10g　　　生地黄20g　　　金银花12g
　　　牛角腮50g　　　生晒参12g　　　郁　金3g　　　玄　参10g
　　　牡丹皮10g　　　茜　草10g　　　紫　草10g

2剂。另万氏清心丸8粒。

药后牙龈出血即止，唯心烦不寐。法宜清心养阴，解毒安神。予柏子养心丸吞服。

按：初诊察其病证，实为瘀血内积而吐衄，热结旁流而泄泻，故以犀角地黄汤合血府逐瘀汤加减，活血散血，清热导滞。方中当归、川芎、桃仁活血化瘀；大黄、天花粉、牛膝可引瘀毒下行。瘀毒既有出路，气血乃得运行无阻，病有转机。若见血止血，见泄止泻，瘀毒内蕴，焉得有济。吐衄，以桃红之类活血祛瘀；泄泻，以大黄之属泻热导滞。此为通因通用，医者不可不知矣！

以上两则病案，于1983年发表于《河北中医》第4期（38页），至今已事隔28年。当时用纯中医的格式来描述，病案显得比较简单古朴。笔者曾随访过以上两位病人，第一位病人活到60岁，最后不是死于肝病，而是死于脑梗死。第二位病人在相隔11年后病情复发，死于门静脉高压大出血。

说来也巧，前几天参加在温州市中医院的老同事叶建青医师的家宴，与肝炎科老同事们坐在一起，在酒席上谈到笔者过去在肝炎科时治疗重症肝炎和肝硬化病人的经过，竟意外地在旁边酒席上遇见以前治疗过的病人谢某（男，现年58岁）。28年前谢某患亚急性肝坏死，住进我院，当时深度黄疸、昏迷、腹水、无尿。当时他神志昏迷不清，酶胆分离，24小时无尿，笔者用呋塞米（速尿）20mg×7支一次性静脉滴注，结果小便通了，神志逐渐清醒，腹水渐消，中西医治疗2个月后康复出院。笔者在中医院任两届肝炎科主任，一共8年，治疗过肝硬化、重症肝炎近千例，临床实践证明，有相当一部分失代偿期的肝硬化病人还是可逆的，至少可以延长其寿命，像谢某这类亚急性肝坏死的肝肾综合征，如果在现在的医疗条件下，采用人工肾血液透析，进行中西医结合治疗，治愈率会更高。而几十年前，由于医疗条件落后，这种病人病死率很高，大多死于DIC和肾衰竭。

最近门诊遇一中年男子，患有酒精性肝硬化，黄疸，腹水，全身水肿，属阴黄证。用茵陈真武汤加大腹皮、莪术、葫芦，方中重用附子60g，共14剂，腹水、黄疸俱消，转肽酶（γ-GT）由218U/L降至60U/L。笔者治疗肝炎大多采用伤寒六经辨证，此病人属于脾肾阳虚，肾水泛滥，脾虚肝郁，而致黄疸，属于阴黄。若不以温肾利尿，佐以调气活血，重用附子和生姜以消阴，难得奏效。

中医治疗与西医有所不同，中医用药的剂量奇重奇轻，才能出奇制胜。如附子，有时候仅用3g，但笔者曾用附子理中汤，方中附子用量为90g。患者是一位在温州打工的重庆人，男性，45岁，患有十二指肠球部溃疡和胃角溃疡，面色㿠白，四肢不温，胸闷气短，重度贫血，脉细欲寐，血压80/50mmHg。不过用附子一定要加生姜，以减轻附子的毒性，且能相得益彰。王清任《医林改错》中的补阳还五汤用黄芪量达120g，笔者曾用六味地黄丸加减治疗2型糖尿病，一剂药的熟地黄用量达250g，以甘治糖，以多糖治单糖，效果相当显著。西医用药如常用量、极量、致死量，药物剂量要求非常明确。不过也有例外，1976年笔者在温州市第二人民医院做见习医生时，时任内科主任在抢救农药有机磷中毒过程中，阿托品总量用到2000多毫克。但如果一个胆囊炎的病人一次用阿托品10～20mg，就会出问题，出现面色潮红、口干、心率增快、膀胱括约肌松弛、尿潴留。像化脓性心包炎等，当时临床医生用青霉素剂量达到1600万U，每日2次，静脉滴注。中西医如果以药物的剂量倍数来比较，笔者重用的附子、熟地黄的剂量真可谓小巫见大巫了。

肝硬化的中医治疗，辨证非常重要。上述病案一，患者精血内耗，阴虚腹水；最近笔者接诊的酒精性肝硬化，脾阳不足，肾水泛滥。病位都在少阴，但病证却不同，一个是阳衰腹水，一个是阴虚臌胀。在治疗上截然不同，一个用温肾利尿，一个用养阴滋水。中医治病注重辨证，若辨证准确得当，都能取得良好的效果。这两则病案足以说明，阴虚阳虚是辨证的问题，非学术的问题。如下用六经的传变过程来揭示阴虚阳虚之本质。请中医学者不要搞门户之见，现在有许多人还在为扶阴派、火神派的观点而争论不休，实在是不懂中医的奥秘所在。中医乃为仁术，众妙之门；医者意也，玄乎又玄；国医国粹，博大而精深。中医学浩如大海，不可窥一管而谓知全豹也。

从六经辨证传变过程来看，由于体质和疾病的类型不同，一个向直的方向转化，一个向横的方向转化，一个是阴化寒化，一个是阳化热化。建立一个黄疸模型，什么是阴黄证，什么是阳黄证，什么是阴虚，什么是阳虚。就可以清楚地看到其传变过程，其模型见表1、表2。

★ 表1 黄疸病方药

辨 证	方 药
太 阳	麻黄连翘赤小豆汤、宣痹汤
少 阳	三仁汤、甘露消毒丹、连朴饮
阳 明	茵陈蒿汤、栀子柏皮汤、近效茵陈蒿汤
厥 阴	局方甘露饮、清营汤
少 阴（热化）	犀角地黄汤、安宫牛黄丸、至宝丹、紫雪丹
太 阴	茵陈胃苓散、茵陈青附金丹、茵陈理中汤
少 阴（寒化）	茵陈真武汤、茵陈附子汤

★ 表2 阴黄和阳黄的症状归类

证 型	症 见	病机与选方
太阳黄疸	身目微黄，恶寒发热，口微渴，全身皮肤瘙痒，小便不利，来势较急；舌苔白或微黄，脉弦数	风热郁遏于里而发黄，肺气不宣，水道失调而水肿，选用麻黄连翘赤小豆汤；湿热痹证，湿聚热蒸，阻于经络，寒战发热，骨节烦疼，面色萎黄，小便短赤，舌苔黄腻或灰滞，面目萎黄，选用宣痹汤
少阳黄疸	身目俱黄，黄色鲜明，发热口渴，或心中懊侬，口干苦，恶心呕吐，小便短黄。舌苔黄白，脉象弦数	用甘露消毒丹治湿热并重之黄疸；用连朴饮治少阳阳明合病；用三仁汤治少阳太阴合病
阳明黄疸	身目鲜黄，发热口渴，或心中懊侬，腹部胀闷，口干，口渴，恶心呕吐，小便短少黄赤。舌苔黄，脉象弦数	身热，面目、周身黄如橘色，小便黄赤短涩，大便不畅（或秘），腹微满，口渴胸闷，烦躁不安，或有头汗出，别处无汗，苔黄腻，脉滑数，用茵陈蒿汤
厥阴	身面深黄，目睑垂重，常欲合闭；或饥饿心烦，不欲饮食；目赤肿痛，肢体微肿，胸闷气短，大便不调，小便黄涩，或时身热	胃中湿热，身目发黄，目睑垂重，常欲合闭；或饥饿心烦，不欲饮食，用甘露饮；身热夜甚，神烦少寐，时有谵语，目常喜开或喜闭，口渴或不渴，斑疹隐隐，脉细数，舌绛而干，用清营汤
少阴（热化）	身目黄，如烟熏，身热谵语，舌绛起刺，漱水不欲咽，斑色紫黑，脉细数	安宫牛黄丸长于清热解毒，适用于热盛之证；至宝丹长于开窍醒神，化浊辟秽，适用于痰浊偏盛、神昏较重之证；紫雪清热解毒之力不及安宫牛黄丸，开窍之力逊于至宝丹，但长于息风止痉，故对热闭心包及热盛动风，神昏而有痉厥者，较为适合
太阴	身目俱黄，黄色晦暗，或如烟熏，脘腹痞胀，纳少，大便不实，神疲畏寒	皆以茵陈为君，湿重者，浮肿泄泻，呕吐黄疸，小便不利。小便癃闭，大便飧泄、濡泻，用胃苓散；肝郁气滞、气虚，用茵陈青附金丹；虚寒甚者，用理中汤
少阴（寒化）	身目皆黄，晦暗，畏寒神疲，口淡不渴，舌淡白，苔白腻，脉濡缓或沉迟	偏小便不利，四肢沉重疼痛，腹痛下利，或肢体浮肿，苔白不渴，脉沉，用茵陈真武汤；偏脘腹冷痛，呕吐泄泻，手足不温，用茵陈附子汤

中医辨证非常重视人体的整体观与人体内外环境，阴黄、阳黄的传变在相当程度上取决于内环境和体质因素。因此，在临床上根据病位和病证，在治疗上采用辨证施治和非特异性疗法，以消除症状而消灭病原。中医治病主要是根据证的变化，其次再考虑病，不管是肝炎还是胆囊炎。如黄疸病，西医认为有肝细胞性、阻塞性、溶血性3种。中医认为有阴黄、阳黄之分，阳黄有偏湿、偏热之不同，在治疗上采取不同的治则，清热燥湿、淡渗利湿、芳香化湿均能取得消退黄疸的效果；阴黄有偏湿、偏虚、偏寒之不同，在治疗上采取不同的治则，有健脾化湿、益气行瘀、温肾利尿等，也能消除黄疸。这就是所谓"同病异治，异病同治"。

在我国正常人群中，乙型肝炎病毒携带者有1.3亿之巨，每年患慢性肝炎和肝硬化者达300万人，有30万病人死于肝癌。本病自觉症状似比其他肝炎为轻，有些没有症状，是一种慢性进行性全身性疾病。大多肝功能正常，有些病人长期肝功能异常，也有肝功能损伤甚大而致肝硬化腹水者，甚至发展为肝癌。在这方面，如果中西医能在治疗上相辅互补，无疑将是对世界医学的一大贡献。目前甲型肝炎基本被消灭，乙肝疫苗预防接种已被列入计划免疫项目，近20多年，乙型肝炎发病率逐渐降低。由于乙型肝炎抗病毒药物拉米夫定、阿德福韦酯片（代丁）、恩替卡韦的出现，在临床上肝硬化病人和肝癌病人发病率也逐渐降低。如果中医的治疗和西医互补，其疗效应该超过纯西医的治疗。特别是用中医辨证施治乙型肝炎很有特色，因为乙型肝炎为慢性进行性疾病，其病毒复制导致体内的变态反应，使肝组织逐渐纤维化，笔者应用中医的活血祛瘀、清热化湿、疏肝调气等方法，对控制慢性肝炎的症候群及西医的化验指标都很见效。

笔者根据伤寒六经辨证的原理，已经基本建立起中西医治疗乙型肝炎的病理模型。该病理模型中，病位在少阳是治疗乙型肝炎的最佳时期，用小柴胡汤和抗病毒药物阿德福韦酯片（代丁）、恩替卡韦一般都能控制病情，很少转化为厥阴或少阴的肝硬化阶段。乙型肝炎病位在少阳，也是用干扰素和α胸腺肽的最佳时期，同时有相当一部分人HBsAg转阴和HBV-DNA

病毒消除。《黄帝内经》有"上工治未病而不治已病"一说。因此，将乙型肝炎控制在少阳病位，一般很少转为肝硬化，这就是中医六经辨证的治未病截断疗法。如果发展到厥阴和少阴病位，出现肝硬化，形成结节、肝癌的时候，不管中医或西医，疗效都不会很好。即使用现代医学方法如化疗、放疗、介入或肝切除，其存活率也是非常低的。正如《素问•四气调神大论》曰："夫病已成而后药之，乱已成而后治之，譬犹渴而穿井，斗而铸锥，不亦晚乎？"

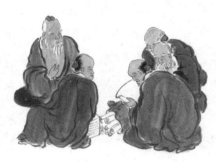

中医的优势在于辨证和治未病的非特异性治疗及整体观念上，而西医的优势在于技术与特异性的抗病毒治疗以及针对性的局部治疗上。中西医各有优势，在治疗上应该借鉴和互补。因此，据中医伤寒六经辨证建立乙型肝炎病理模型（模型可参见《未来中医——橙色革命》一书），对中西医治疗乙型肝炎用药方面有着指导作用，对乙型肝炎疾病全过程的有效控制也具有重大的意义。六经辨证是一个中医全息治疗的辨证程序，是一个中医宏观调控和西医微观分析的医学模式，是一个定性把握与定量分析的群体共存的医学模型，是一个注重横向联系和纵向深入的病理整合新系统。

[金松亭（jinsongtingdr）]

谈中医不传之秘

都说中医不传之秘在于量，确实如此，这个量一般人就以为药量越大越好。到底如何去度这个量，是个费脑筋的问题。近些年来，中医界有用药量愈来愈大的苗头，不排除以药养医之嫌，如美其名曰为提高疗效，就不是那回事了。现在中医诊疗的病多是疑难病及慢性病，这些病的治疗多需要较长过程，若为急于求效而不加以分析地任意加大药量，不见得会"一剂知，再剂愈"。急、危、重症者多因病情所需，或因急病急治，或危重证为救命，药量适当大些是合乎情理的，但是一般的医生很难遇到这些急危重症。常见小剂量用药者被讥讽为"时方医""温病派"，敢问用大剂者就一定是"经方家"么？！剂量大小应根据实情所需，信手大方重剂，并不见得会提高临床疗效。

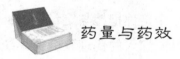 药量与药效

大家都知道，剂量与药效并不成正比例关系。某些药物的作用因药量的大小而变化，具体如下。

◆ 升麻，小量升阳举陷，大量可败毒。

◆ 柴胡，可疏肝解郁，也可解表，决定效果的在于量。

◆ 荆芥，大量可发汗解表，常可用至20g甚至30g，小量10g以内就可疏风止痒。

◆ 薄荷，小量有疏肝解郁之功，量大就是辛凉透表之药。

◆ 连翘，常规剂量可败毒散结，为疮家圣药，大剂使用可辛凉透表

发汗，为温热要药。

◆ 桑叶，常量使用可散风清热，量大就能凉血止汗。

◆ 白术，常量可补土止泻，大量可润肠通便。

◆ 苍术，常量可燥湿，大量可发汗。

◆ 红花，小量养血，中量行血，大剂破血。

◆ 大黄、黄连、龙胆草，小量可苦味健胃，量大作用就不同了。

◆ 枳壳、枳实，量小可宽中理气，大量能破气破积。

◆ 厚朴，量小走上宽胸，量大走下宽肠。

◆ 甘草，量小调和诸药，益气补中，大量败毒……

凡此种种，不可不明。

药量与病证

病有轻重，证有虚实。轻病用轻药，重症用大剂，这是一般常识。病轻药重，药力太过，徒伤正气，如发表太过，汗漏不止而亡阳；泻下过急，洞下不禁而丧液；温阳太过而化热，补中太过而壅气；清热过度就寒滑或化燥，消伐过施必伤气血津液。重病用轻药，效力不及，多延误病情，然常有用轻剂而愈疾者，也不可不知。慢性病多有虚证，或病情复杂，治疗就有个调理的过程，药重急于求成反而鞭长莫及；实证为祛邪计，多用大剂重方，然常有轻可去实者，也不可不讲。故药量应根据具体病况而定，以为不量大不治病而大量用药者，实不可取也！

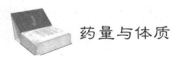

药量与体质

生活中，见有酒量大小、饭量不同者，则人之禀赋不同可见；饮有浓茶终日不离口而不影响睡眠，有清茶一杯而夜不安寐者，则人之耐受程度不同可知。

药也如是，体质强弱、个体差异不同，则对药物的耐受程度也不同。张机曰："强人可大附子一枚，干姜三两。"虽言之于四逆汤方下，然他方也如是。《素问·五常政大论》云："能（耐）毒者以厚药，不胜毒者以薄药。"虽以毒药为例言，但也说明了用药剂量与体质有密切关系。儿童与老年用药剂量常小于壮年，女子用药剂量常轻于男子，个小体轻者用药常小于个大体重者，这都是常识，虽现代医学少讲究个体差异，也有用药的公斤体重算法，业中医者不究于此，焉可乎？药之轻重，虽少有相关性命者，也实有毫厘之差，遂致千里之谬！故随手重剂投方者，可思而改之。

曾治一慕名远道来诊胃病患者，病经有年，体质瘦弱，证为虚实寒热夹杂，医患皆急于求功，药量过大，又服之过急，违背了慢病缓治的原则，虽初服有效，再服则效差，欲改弦易辙，重新下药，无奈已失患者之信任，医者颜面尽失，患者病又贻误，不知何时能愈，嗟叹不已。

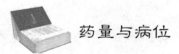

药量与病位

病有上下，治有轻重。"治上焦如羽，非轻不举"，治上之药，多取花叶之类质轻者，量也不可过大，否则药过病所，疗效反差。薛雪治"湿热证，呕恶不止，昼夜不差欲死者，肺胃不和，胃热移肺，肺不受邪也，宜用川连三四分、苏叶二三分，两味煎汤，呷下即止"，王士雄按曰："此方药止二味，分不及钱，不但治上焦宜小剂，而轻药竟可以愈重病，所谓轻可去实也。"

余曾治一慢性咽炎患者，常咽干咽痛，喉中有痰，咳吐不出，咽之不下，病经2年有余，抗菌输液、败毒清热成药百试而不效，反增口舌糜烂，痛苦不堪。诊见舌淡苔薄而干，边布糜点，咽部充血干燥。脉来上部微数，下部按之空虚。此药之过重，用过病所，给予小剂治之。玄参10g，甘草6g，桔梗6g，连翘6g，金银花3g，牛蒡子6g以清咽，再加肉桂3g以引虚火下行。药之周余，病去而安，后又投此方数剂，间断服之以收功。

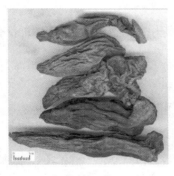

玄　参

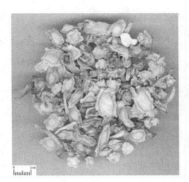

桔　梗

药量与配伍

大、小、缓、急、奇、偶、复，称之七方，君、臣、佐、使为配伍原则。七方中，大、急方药味剂量宜重，小、缓方药味剂量宜轻；君臣药重而分主次，佐使药宜轻而为辅，故组方药味剂量既不是都大，也不是都小，而是孰大孰小的有机组合。

如名方逍遥散，虽以疏肝养血健脾为治则，但其方中药味之剂量也随病情有变。欲疏肝就以柴胡、薄荷为君臣，欲养血就以当归、芍药为君臣，欲健脾就以白术、茯苓为君臣。不讲求药量大小，平铺直叙，没有主次，效也不良。厚朴三物与小承气，药味相同，前者重朴、枳在于利气，后者重大黄在于攻下，说明药味相同而剂量有别，方剂的治疗方向就会改变，故剂量与配伍的关系也不可不讲。

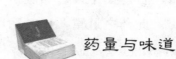

药量与味道

药虽以愈病计，然总要入口下咽，不明药之味道，妄用大量，难于入口，信有旧病不愈而添新疾者。

如为止痛，妄用大剂乳香、没药，虽药病似相合，入腹却多有嘈杂之变；

五灵脂等秽味之药用大量，多呕恶不适；

苦参内服，虽有败毒燥湿之功，试服可知其味……

凡此种种，心中应明。

赵炳南先生一则医话可以为鉴："我早年曾治一患者，据其肝胆湿热炽盛而投用龙胆草15g（在此之前，最多用9g），谁知药后病人竟昏厥在地，呼之不应，我急往视之，其脉尚存，经采用灌浓糖水等措施，患者很快清醒，并大呼'苦死我也！'当时我亲尝药液，确实苦涩良久不消，然而药苦何以能产生如此不良反应？以后读缪希雍的《本草经疏》得知，'龙胆草味既大苦，性复大寒，纯阴之药也，虽能除实热，胃虚血少之人不可轻投'。而我当时对病情观察不细，没有了解病人因病痛而数日进食不多，服药时又系空腹，加之对药性认识不够，所以没有采取相应的预防措施，终致有此意外之事。"

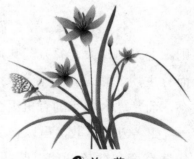

☯兰　花

兵法云：将在谋而不在勇，兵在精而不在多，乌合之众，虽多何用？医家治病贵在辨证明，药在少而精，常能事半功倍。三因制宜，给的就是规矩准绳，还有很多方方面面，不可不深究，信手大方重剂，虽看似有理，多致债事，还多会有"虽兽医用药也莫过如此而已"之笑谈。

[樊正阳]

读《伤寒论》有感

自张机之《伤寒论》出现，后世医家对此多有所发挥，或依原文而解，或有所补益，但于临床较为实用，讲述朴实者，笔者多遵刘渡舟、陈瑞春，二老多以临床为出发点，无累赘之言，对于指导后学有很深的实际意义。笔者近日再读《伤寒论》时突有所感悟，现笔录于此，分享与同仁。

笔者近日坐门诊，接触的上呼吸道感染病人较多，该病本身不是重病，相当于老百姓常说的普通感冒，如无并发症，一般经5～7日痊愈。但若治疗不及时、不彻底，则可能会引动很多旧病复发，比如慢性支气管炎、肺气肿、肺心病，加重原有心脏疾病，比如导致心力衰竭、心律失常等等。忽然想起，早在1800多年前的《伤寒论》中，对此就有详细论述，一起来看《伤寒论》第7条："病有发热恶寒者，发于阳也；无热恶寒者，发于阴也。发于阳七日愈，发于阴六日愈，以阳数七，阴数六故也。"可知，中医对于急性上呼吸道感染的病程时间有精确的论述，但此处之"病"也不是单指感冒而言，学者应灵活看待。

再如《伤寒论》43条："太阳病，下之微喘，表未解故也。桂枝加厚朴、杏子主之。"18条："喘家作，桂枝加厚朴、杏子佳。"这两条论述了太阳中风兼肺失宣降的证治。以方测证，临床应有"太阳中风"的临床表现，即头痛发热、汗出恶风、脉象浮缓等症，再兼有喘息等症状，治疗选用桂枝汤解肌祛风、调和营卫，加厚朴、杏仁降气平喘，消痰导滞，表里同治，标本兼顾。笔者理解，此证相当于现代医学的感冒，引动慢性支气管炎、支气管哮喘而表现的证候，或者慢性支气管炎、支气管哮喘急性发作时临床表现为此证型者，均可用之。

如《伤寒论方医案选编》记载治疗外感引动宿喘案例：刘某，男，42岁，素有痰喘之疾，发作较频。春日伤风，时发热，自汗出，微恶寒，头痛，且引动咳喘，发作甚于前，胸闷而胀，气喘倚息，痰白稠量多，咳喘之时则汗出更甚。不思食。舌苔白腻，脉浮缓，关滑有力。此风邪伤表引动痰喘复发，外风挟痰浊壅滞胸脘，肺胃气逆不降所致。方用桂枝加厚朴杏子汤加味。

处方：桂　枝6g　　　白　芍6g　　　炙甘草4.5g　　　生　姜2片
　　　厚　朴9g　　　杏　仁9g　　　麻　黄1.5g　　　川贝母9g
　　　紫苏子9g　　　炒枳壳9g

连用3剂后，表证去，自汗止，痰喘亦平。

再看《蒲辅周医案》中，蒲老用本方治疗重症腺病毒肺炎1例，患者为3个月大的男婴，因发热4天，咳嗽气促抽搐2次住院治疗，经用西药以及大剂麻杏石甘汤治疗无效，当时体温40℃，无汗，面色青黄，咳而喘满，膈动足凉，口周色青，唇淡，脉浮滑，舌淡、苔灰白，指纹青，直透气关以上。蒲老认为是辛凉苦寒撤热不退，是营卫不调、寒邪闭肺所致，遂用桂枝五分、白芍六分、炙甘草五分、生姜二片、大枣二枚、厚朴五分、杏仁十粒、僵蚕一钱、前胡五分，一剂得微汗，体温渐退，热降喘平，营卫得和，后再以射干麻黄汤加减治疗而愈。细读蒲老这则医案，有如肺炎并发心力衰竭，忽又忆及读毛以林老师的《步入中医之门》中讲到刘新祥教授用桂枝加厚朴、杏子汤治疗心力衰竭的案例，并重点说到汗与不汗的重要性。可知，本方不仅用于治疗外感引动宿喘，还可用于治疗喘息胸满、不能平卧的心力衰竭疾患。

《伤寒论》原文40条："伤寒表不解，心下有水气，干呕，发热而咳，或渴、或利、或噎、或小便不利、少腹满、或喘者，小青龙汤主之。"本条论述了太阳伤寒兼水饮内停的证治。用小青龙汤辛温解表、温化水饮。方中麻黄发汗平喘利水，配桂枝增强通阳宣肺之功，芍药与桂枝相配以调和营卫，干姜、细辛散寒化饮，五味子敛肺止咳，且使干姜、细辛不致升散太过，半夏降逆化饮，炙甘草和中兼调和诸药，诸药合用，共奏辛温解表、温化水饮之功。现代医家对于此方的临床运用较为广泛，其适应范围是：①治表有寒邪，内有水饮，发热干呕而有咳喘者。②溢饮，心下有水气，咳嗽喘息，遇寒必发，吐痰沫，不能卧，喉中涩。③支饮，发热干呕，吐涎沫，咳逆倚息不能卧。总之，寒饮咳喘，不论有无表证，均可用之。本方对现代医学的感冒、急慢性支气管炎、支气管哮喘、肺心病，只要辨证准确，多有很好的疗效。

《伤寒论方医案选编》中有案例为证，李某，男，44岁，自幼患过哮喘，天冷遇水劳动则喘更甚。1964年8月12日因重感冒而复发哮喘，咳嗽连声，咽中辘辘，多吐白沫，伏坐不得卧，吐痰不松，食欲减退，大便结，小便清长，舌苔白滑，脉浮紧……或土衰木盛，水寒金冷，津液不得蒸发，则留而为饮，上迫于肺，肺络受阻，气机被遏，遂致咳喘。治宜温中蠲饮，宣肺纳肾。

处方：麻　黄4.5g	肉　桂0.9g	沉　香1.5g	白　芍6g
细　辛2.1g	干　姜3g	五味子3g	半　夏6g
炙甘草6g	瓜蒌仁15g	莱菔子12g	

服后喘定咳轻，咳痰大减，亦能卧睡。再以温化饮邪、肃降肺气，连服6剂而瘥。刘老常用小青龙汤治疗咳喘，常屡建奇功，并总结出小青龙汤运用的六个要点，大家可参考《刘渡舟验案精选》。

桂枝加厚朴杏子汤与小青龙汤皆为用于表证兼喘的方剂。桂枝加厚朴杏子汤用于表虚兼喘，有汗而无水饮内停的咳喘病症。而小青龙汤则用于表实兼喘，无汗而有水饮内停的咳喘病症。

［田丰辉（百川千仞）］

中医说"痒"

我以前认为痒是一个小毛病，痒了抓抓不就行了吗，何必大动干戈地治疗呢。再说氯苯那敏（扑尔敏）、泼尼松、阿司咪唑（息斯敏）一吃不就解决了吗。所以没有把痒当回事。但一位病人教育了我。这是一位肺癌骨转移的病人，安阳永和人，男，65岁。病人得肺癌后化疗4次，检查示肿块消失了。8个月后肺部肿块复发，而且腰痛，骨扫描提示骨转移。

病人让我治疗，我让他只吃中药即可，病人怕不保险，还要化疗，我劝说无效，只得同意化疗加中药共治疗3个月，检查肺部肿块和骨转移消失。此后未再化疗，断断续续吃中药巩固，其间多次检查都正常。得病3年左右，病人诉说皮肤正常，就是全身有点痒。给予息斯敏，每天1次，每次1片。因笔者对皮肤瘙痒症没经验，嘱病人找他方医治吧。2个月后，病人因身痒难忍，自尽了。

经反复查看各种书籍，并临床验证筛选处方，得到两个高效方。

第一个是外用方。

处方：柴　胡10g　　黄　芩10g　　生甘草10g　　生地黄10g
　　　荆　芥10g　　防　风10g　　滑　石30g　　牡丹皮10g
　　　栀　子10g　　黄　柏10g

泡半小时，煮半小时。趁热外用。这个方子看起来不起眼，临床一用却疗效神奇。治疗二三十例从未失败。这是我从黄煌经方沙龙第一期学来的。

这个药方价格便宜，用于痛痒的皮肤病疗效甚好。

再说治痒的内服方。这是我从黄仕沛《经方亦步亦趋录》中学到的。当然也看了很多资料，最后认为此方最佳。

一位变应性鼻炎病人，北京人，男，26岁。鼻子痒，打喷嚏，流清涕，鼻子不透气。发病已好几年了，做过过敏原测试，用过好多方法治疗，不见效，喷嚏一打几十个，很痛苦。病人要求改用中药治疗。

> 处方：麻　黄12g　　　桂　枝12g　　　杏　仁12g　　　白　芍12g
> 　　　炙甘草9g　　　　生　姜9片　　　大　枣6个

每日1剂，病人共服了20剂。症状全消，后未再发。病人很高兴，又介绍了太原和广州的大学同学各一位，病情大致相同，用上方也都好了。用这个方子时，病人晚上服药后要注意，一是药量要多半碗，喝时温度要偏热；二是喝药后要盖上被子；三是要喝药后喝一碗热水，或者稀米汤，或者面条汤都行；四是不能出大汗，微微出汗就行了。我没有让病人先煮麻黄，也没有要求病人去沫，病人无任何不适。因为我

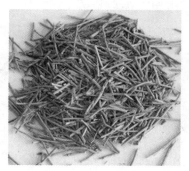

麻　黄

验证多次，现在的麻黄煎煮时要么根本没有沫，要么只有一点点，病人也从无心慌的反应。泡20分钟，煮20分钟就行了。

后来我们县的一位病人，也是变应性鼻炎，服本方40剂，未彻底治愈，后再服20剂，病人自己加用玉屏风口服液，竟得痊愈。

另一病人，男，65岁。糖尿病足，脚痒得难受。处方同上，生石膏用了80g，7剂药尽痒止。

病人说痒，就说明有表证，就可以用麻桂各半汤治疗。病人有热象加生石膏。按胡希恕先生的经验，见口干、心烦加生石膏，至于用量，因热象多少而定。

[张庆军（绞尽脑汁）]

医 道 指 归

前不久，曾有一位中医教授问我："你能说说，现在中医的医理与《内经》医理的区别吗？"

于是，这个话题，我们第一天聊到凌晨2点多，一连几日。太累了，就和大家聊聊梦话吧。

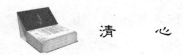

清 心

一天，小道士向老道士问道。

老道士说："去吧，斋戒闭关，七日再来。"

小道士斋戒七日，出关。满脸兴奋地前来问道。

老道士看看他，摇摇头。说："再去斋戒，闭关七日。"

小道士摸摸头，失望而去。继续斋戒、闭关。

七日后，小道士出关，迟迟疑疑地找到老道士问道。

老道士看看小道士的样子，叹了口气。默默地提起桌上的茶壶，向茶杯中倒水。

水倒满了杯子，然后溢出来，流到桌子上。

老道士依然在倒水，没有停下。

水，从桌上流到地上。

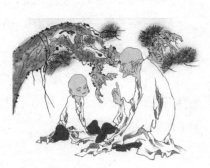

小道士终于忍不住了，说："师傅师傅，水倒满了，都漫出来啦。"

老道士睁开眼，笑笑，道："你只看到杯子装满了水，就装不下任何东西了。可是你的心呢？塞满了乱七八糟的东西，又怎能装得下'道'呢？让你斋戒，便是让你清心啊。把多余的去掉，才能容得下你想要的……"

为道日损，为学日进

老子说：为道日损。为学日进。

说的是，修道，就要慢慢减少自己的所知、所欲。而治学，则要慢慢累积自己的知识。

这本来是老子讲"修道"与"治学"正相反，"修道"是要少私寡欲、见素抱朴的。所以老子还说"要'虚其心，实其腹'"。

我们修习"医道"，和老子修"道"不完全相同，这两者，有联系，有相通之处。所以，我们都要顾及的。

不虚心，不足以证道。

不学习，不足以广知。

医道、医技

什么是"医道"？

说实话，我说不清。

老子论道，说"知者不言，言者不知"。

其实，医道也是这样的，确实说不清楚。至少，我说不清楚。

这本来就是一个可以心知，却难以用言语表达的东西。只有当"医技"的学习和掌握达到一定程度的时候，心中才能隐隐看到"医道"的影子。知者自知。不知者，不必勉强的。

什么是"医技"？

医技，是用来诊病、治病的医学手段。其包含极广、门类众多。

医技的学习，是一个不断累积的"积沙成塔"的过程。通过一点一滴的累积，来达到医学技能的一个高度。

和"医道"学习不同，对"医技"的学习，上手是很快的。尤其是在名师的指点下，初起的进步是十分明显的。但缺点也是很明显的——当到达一定高度后，想要再突破，就很难了。

而学习"医道"，则完全是一个相反的过程。初起学习，一年两年往往看不到多少起色。但当实力到达一定高度后，每一次理论研究的突破，都会带来自身医技的一个层面上的整体提升。而且，在后期研究和突破中，一定程度上，其突破和提升也是越来越容易的。

所以，"医技"的学习，是一个先易后难的修习模式。

"医道"的学习，是一个先难后易的修习模式。

我们目前主流的学习方式，都是以"医技"为主的。

由于种种制约，极少有学者有能力达到问"道"的高度。这不能不说是一种悲哀。

到底哪些因素制约了当前中医的进展呢？

脱节的中医理论

1. 中医发展的两个阶段

中医，在其数千年的发展和传承的过程中，大体可以分为三个阶段。

第一个阶段，上古医道阶段。

在这个阶段里，《上经》《下经》《阴阳》《真意》等上古医经流传，是"医道"繁盛的时期，一直延续到扁鹊、仓公时代。

那是一个大医辈出的时期。

那是一个医道通天的时期。

如今能看到的《难经》《甲乙经》《太素》《素问》《灵枢》等，都只是那些上古医经残缺的遗存了。尽管是残存的，但其中所蕴涵的医道，也不是今人能够望其项背的。

第三个阶段，是明清以来至今。这是一个医技横行的时代。医家基本走的是"医技"的路子。虽然也尽量依据《黄帝内经》（以下简称《内经》）为理论基础，但是穷其一生也是难以望"道"的。

因为，从明代开始，大量"儒医"的涌入，并且把持了医政、主导了医学的理论诠释，用儒家思想理论去阐释脱胎于道家的中医理论，直接导致中医的理论体系严重走偏。

当是，儒医繁盛的程度是令人咋舌的。如今很多相关的谚语都很说明问题。例如：儒改医，一早气。（"一早气"，是一种方言。即"一个早上时间"的意思）儒改医，笼中捉鸡。（言其简单到手到擒来的地步了）

这样，在明代时"儒医"繁盛并占据到管理体系的时候，就不可避免出现一种奇怪的现象。——大量的儒医，用儒家思想去体会、理解、注释本属于道家的医学经典。并且成为医学界的学术主流，成为官方医学的规范。

在传承上，清代又完全继承了明代的医学思想，然后到近代、当代，都是沿着这个路子"偏"下来的。

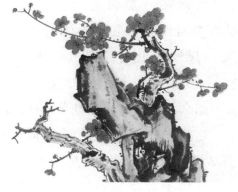

这种畸形的传承，必然造成了一个不可回避的结果——曲解，对经典理论的曲解。

很多道家的理论，是儒家思想无法理解的。勉强去解说，只能似是而非，自欺欺人。

2. 一字之失，差之千里

不过，平心而论，这些儒医其实也没有"偏离"中医的"核心理论"多少。

两者相差的，其实也就只有一个字——"气"。

"气"，是中医的基础。是中医的"核心概念"。

这个字理解错了，那就必然会导致对整个中医学理论架构上认识的错误。也直接导致了今天中医的发展"向前找不到出路，回头找不到家"的局面。

这一个字的错解，还直接导致了儒医们对另外一个字的错解——"风"。

而"风"字的错解，又直接导致明清至今，整个中医辨证、治疗的理论残损大半。直接导致这个阶段的中医理论体系，与第一个阶段以《黄帝内经》为参照的理论体系彻底脱节了。

那么，"气"究竟是什么呢？

3. "气"是什么：之一

开篇再强调一下，道家所说的"气"，不是儒家理学所说的"气"，不要再混淆了。道家的理论，就要用道家的理论去理解、去阐释，不要自以为是地张冠李戴。

气，在《黄帝内经》中论述十分广泛，并且细化成各种不同的"气"，如宗气、营气、卫气、胃气、五脏气、六腑气、经络之气、精气、神气等。

那么，"气"，究竟是个什么玩意儿？

这是一个很大的话题，非常庞杂。下面尽量说说，能说多少是多少吧。

（由于篇幅的限制，大家最好同时参

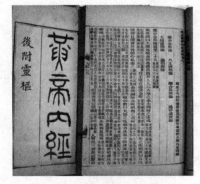

《黄帝内经》书影

看《论"道"与"气"的关系》一文，这样相对更容易理解一些，深入一些。）

先简单来说，"气"，是一种基本物质。

有多"基本"呢？

"气"是组成万物的基本成分。

"气"是组成天地的基本成分。

也就是说，我们看到的一切，都是由"气"组成的。

这里要着重指出来的是——组成天地的"气"，和组成万物的"气"，并不是相同的物质。但是它们又有着非常密切的关系。

（1）两者是"母子关系"

即组成万物的"气"，又是由组成天地之"气"所组成的。

一般来说，组成天地的"气"要单纯一些。但是，组成"天"和组成"地"的"气"，也是不同的。

组成天的是"清阳之气"。清阳之气的特点，一是"清"，二是"轻"。

组成地的是"浊阴之气"。浊阴之气的特点，一是"浊"，二是"重"。

注意啊，"清阳之气"并不是"纯阳之气"；"浊阴之气"也不是"纯阴之气"。

天地间没有纯粹的"纯阳"的物质，也没有"纯阴"的物质。一旦物质生成，便随之也具备了阴阳的两重属性。

所谓的"清阳之气"中，有没有"阴气"？有的。不过比重很小罢了。

所谓的"浊阴之气"中，有没有"阳气"？也是有的。不过是比重很小罢了。

正是因为如此，才形成了"天地"两种比较特殊的物质。——天是阳气的大本营，地是阴气的大本营。

天气中又由于阴气的降，地气中由于阳气的升，天地之阴阳二气，又有一些重新融汇组合成新的生成万物的基础的"气"。

这种组成万物的"气",也是"阴气"和"阳气"融合的一种融合体。万物之所以有不同形态、属性,是因为组成每个不同个体的"阴阳"二气排列方式、清浊程度不同而已。

所以,通俗地说,组成天地的"气"和组成万物的"气",这两者之间是"母子"关系。虽然大家还都叫做"气",但此"气"非彼"气",可别混淆了。

(2)两者是"兄弟关系"

前一种"母子关系"还好理解,这个"兄弟关系" 这又怎么说呢?原来,先天真一之气(即"先天真气")在"一生二"的过程中,直接生成的是纯和的阴气和阳气。这两种阴阳之气,一方面相互有融合的趋势,一方面又有排斥的趋势。这就是"二生三"的模式了。

在既融合又排斥的过程中,

一支清轻之气升而为天,

一支重浊之气凝而为地,

一支阴阳融合之气重返了"先天一气",

一支阴阳融合之气则因为不同的排列组合形式,开始生成万物了。

从这里开始生成的组成天地之"气",和组成万物之"气"又是"兄弟关系",是并列的。

4. "气"是什么:之二

上文啰嗦了这么多,才讨论了"天地之气"与"万物生成之气"两个概念。

下面来谈谈人体之"气"的生化来源。

人,生在天地间,当然属于"万物"了。

是万物,当然也是由"阴阳"二气所组成的。这是否就是佛家常说的"人我众生,本无分别"呢?拆分到极限,我和顽石、草、木,似乎还真没什么分别的。

　　不过就是，人得五行之气全，而草木金石各得五行之气偏。所以，从这个层面上来说，我们就可以借草木金石之"偏气"来调节我们自身的气机了。——这，便是用"药"了。

　　人立天地之间，自然与天地之气相通。

　　所以，道家修行方法中，有证"天人合一"的法门。这个就不多说了。

　　《内经》说："天食人以五气，地食人以五味。"可见天地之气，还是与人气相通的。

　　《内经》说："阳出上窍，阴出下窍。"也有人作"清阳出上窍，浊阴出下窍"。我是不赞成的。"阳出上窍"，这是人气通天啊。"阴出下窍"这是阴气通地啊。搞什么"清阳出上窍"？我们知道，任何物质都有阴阳的两重属性。阳气作为一种物质，自然也不例外，也有"阴阳清浊"，也就是所谓的"阳中之阳""阳中之阴"啊。"阳中之阳"固然清轻，那自然是"清阳出上窍"么；那么，敢问"阳中之阴"，即"阳中浊者之气"又将何往？

　　所以，文中"清""浊"二字，必是后有好事者加入的。做学问不是"作文"，修辞最好少加。就用"阳出上窍，阴出下窍"，言简意赅，后人理解也会少生枝节。

　　哦，扯远了。这里要讨论的是"气"的来源和生成。

　　《内经》说："天食人以五气，地食人以五味。五气入鼻，藏于心肺，上使五色修明，音声能彰。五味入口，藏于肠胃，味有所藏，以养五气，气和而生，津液相成，神乃自生。"

　　"食气入胃，散精于肝，淫气于筋。食气入胃，浊气归心，淫精于脉。脉气流经，经气归于肺，肺朝百脉，输精于皮毛。毛脉合精，行气于腑。腑精神明，留于四脏，气归于权衡。权衡以平，气口成寸，以决死生。"

　　"饮入于胃，游溢精气，上输于脾。脾气散精，上归于肺，通调水道，下输膀胱。水精四布，五经并行，合于四时五脏阴阳，揆度以为常也。"

这便是人体内"气"的生化来源了。这是一个非常复杂而迅速的过程。

5. "风"是什么

所谓的"风",是指天地之间,四正四隅应四时所生之"气"的流动。

这个"风",很容易和自然界的"风"混淆。要注意区分。

自然界的"风",仅仅是空气流动而已。例如蒲扇轻摇,空气也就流动生成了"风"。显然这个"风"不是作为"六淫之首"的那个坏蛋头子的"风"。

但是,这种"风",又可以混杂在自然界流动的"风"中。

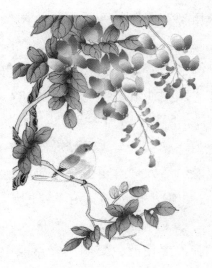

形象地去理解吧,这种叫做"风"的东西是一种生成于"气"的非常精微的物质,并且可以随着"自然风"的流动而流动。另外,由于这种"风"的生成和壮大,也可以引发空气的流动而形成"自然风"。

用"色素和水流"来类比吧。色素可以浸染水流,并和水流一同流动。但色素,不是水流。

6. 风为百病之长、风为百病之始

《内经》常说"风为百病之长"。就是说这种"风邪"致病的能力,比其他的外邪都强很多。

风,之所以能为"百病之长",除了其自身极具致病能力以外,风的另一个特性,就是能够合并"六淫"中的其他诸邪气而协同发病。如并寒则为"风寒",并湿则为"风湿",病燥则为"风燥",并火则为

"风火"等。

《内经》也说"风为百病之始"。就是说这种"风邪"是很多疾病的始作俑者。

这两句，看似差不多，其实是有区别的。一个说"风邪"的致病能力；一个说的是"风邪"发病的次第。

《内经》中不惜笔墨大篇幅讨论"风邪"。如"百疾之始期也，必生于风雨寒暑，循毫毛而入腠理，或复还，或留止，或为风肿汗出，或为消瘅，或为寒热，或为留痹，或为积聚。奇邪淫溢，不可胜数。"

"风雨之伤人也，先害（一作"客"）于肤毛（一作"皮肤"），传（入）于孙脉。孙脉满，入客（一作"传入"）于络脉。络脉满，入客于经脉（一作"则输于大经脉"）。血气与邪并，客于分腠之间。其脉坚大，故名曰实。实者，外坚充满。不可案之，案之则痛。"

"夫百病之始生也，皆生于风雨寒暑，清湿喜怒。

外感风雨，其淫而伤上。（一作'风雨则伤上'）

外感寒湿，其淫而清下。（一作'清湿则伤下'）

外感暑火，其燥在中而内引者，伤乎上下。

故

时本虚而伤，

变本气而病。

客者袭虚，

伤者动蚀。

邪不能病其实，入之未可也。

病不能客其周，间之未可也。

见乎？

情不能易其气者，大化圜同也。

时不可移其光者，天合衡也。

是以，

两虚相得，乃客其形。

两实相逢，其中郁虚。

气有定舍，因处为名。

上下中外，其分三部。（一作'分为三员'）

气有三分，其部不同。（一作'何以故？三部之气各不同'）

或起于阴，或起于阳。

风雨袭虚，则病起于上（一作'病淫注下'）；

清湿袭虚，则病起于下（一作'病发冒上'）；

是谓三部（一作'此三部之亢卑也'）。至于其淫泆，不可胜数。

是故，

虚邪之中人也，始于皮肤（一作'虚邪之中于皮肤'），皮肤缓则
腠理开，开则邪从毛发入，入则抵深，深则毛发立，毛发立则淅然，故
皮肤痛。

留而不去，则传舍于络脉，在络之时，痛于肌肉，其痛之时息，大
经乃代。

留而不去，传舍于经，在经之时，洒淅喜惊。

留而不去，传舍于输，在输之时，六经不通，四肢（惰滞），则肢
节痛（一作'历节隐痛。亩阳不申'），腰脊乃强。

留而不去，传舍于伏冲之脉，在伏冲之时，体重身痛。（一作'传
舍任督冲脉，肢体沉重，烦冤身痛。'）

留而不去，传舍于肠胃。在肠胃之时，贲响腹胀，多寒则肠鸣飧
泄，食（运）不化，多热则溏出麋（一作'溏滞麋留'）。

留而不去，传舍于肠胃之外，募原之间，留着于脉（一作'傅舍募
原核膜，潘着于脉，息而成疾，稽留之故也。'）。

稽留而不去，息而成积。

或着孙脉（着于微脉，着于会谷，着于潘溪），或着络脉（一作
'大络'），或着经脉，或着输脉（前'或着'一作'着于'），或着
于伏冲之脉（或着关冲之脉。或着奇经八脉），或着于膂筋（之部），
或着于肠胃之膜原（注于育膜六墟），上连于缓（一作'脑'）筋。邪

气淫泆，不可胜论（一作'不可言尽焉'）。

（一作'夫病之在人也，不可一矣'）

其着孙络之脉而成'积'者，其积往来上下，臂手孙络之居也，浮而缓，不能句积而止之，故往来移行肠胃之间，水凑渗注灌，濯濯有音，有寒则䐜满雷引，故时切痛。

其着于阳明之经，则挟脐而居，饱食则益大，饥则益小。

其着于缓筋也，似阳明之积，饱食则痛，饥则安。

其着于肠胃之募原也，痛而外连于缓筋，饱食则安，饥则痛。

其着于伏冲之脉者，揣之应手而动，发手则热气下于两股，如汤沃之状。

其着于臂筋在肠后者，饥则积见，饱则积不见，按之不得。

其着于输之脉者，闭塞不通，津液不下，孔窍干壅。

此邪气之从外入内，从上下也。"

"是故，百病之始生，必先起于皮毛。

邪中之则腠理开。开则入克（一作'客'）于络脉。

留而不去，传入于经。

留而不去，传入于腑，廪于肠胃。

邪之始入于皮毛，淅然起毫毛、开腠理。

其入于络也，则络脉盛，色变。

其入客于经也，则感虚乃陷下，

其留于筋骨之间，寒多、则筋挛骨痛；

热多、则筋弛骨消。肉烁三破，毛直而败。

是故，百病之始生，必先起于皮毛。

邪中之则腠理开。开则入克（一作'客'）于络脉。

留而不去，传入于经。

留而不去，传入于腑，廪于肠胃。

邪之始入于皮毛，淅然起毫毛、开腠理。

其入于络也，则络脉盛，色变。

其入客于经也，则感虚乃陷下，

其留于筋骨之间，寒多、则筋挛骨痛；

热多则筋弛骨消。肉烁腘破，毛直而败。"

这些内容很重要，从其中，我们可以搜集到"风邪"的致病规律和入客顺序。

如果能真正掌握这些理论，就会明白《内经》何以称"风为百病之长"和"风为百病之始"了。

7. 风寒与肺癌、肝癌

为了进一步说明问题，这里就挑两个当前中医行业都普遍头痛的，又是最常见的两种癌症来加以论述。

相比而言，肺癌的病因还是比较单一的，就是"外风"与"外寒"所并形成的风寒之气入客而已。

风寒之气束缚皮毛、腠理、经络，乃至入客肺脏，导致肺脏的气机严重失调，肺气的"宣发"基本被完全闭阻，肺脏的生理功能受到严重影响。这便是所谓的"肺癌"了。

其脉象往往都是"脉阴阳俱紧"或"浮紧"。这一点和肝癌倒是很相似的。

注意啊，这里的"脉阴阳俱紧"或"浮紧"，是指两手脉三部如一，都表现的是"浮紧"的样子，而真正的寸、关、尺三部所对应的脉象却都被掩埋在这层"紧"象的下边。紧脉不去，三部脉是查不到的，就像被大雪掩埋了一样。

治疗上（包括肺癌痛的治疗）可以宣发腠理，重新宣通肺气气机即可。用药得宜，基本可以在1～2天明显减轻"肺癌痛"。

肝癌，相对复杂一些，是风寒之气引发的太阴、厥阴的并病。个人认为，《伤寒论》中的"胁下痞"其实就是讲的所谓"肝癌"。

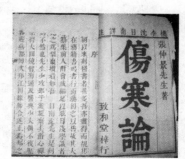

《伤寒论》书影

在腠理闭塞肺气宣发失司的情况下，肺气被壅滞起来。同时肝气的升腾由于缺乏肺气的肃降和宣发，加上肝脏、肝经自身的受邪，导致肝气的郁滞闭塞。肝气郁滞闭塞以后，常常横逆犯脾，导致脾气壅塞，脾气的壅滞导致脾脏自身生理功能减弱乃至低下，当脾脏不能正常代谢水液的时候，便会出现所谓的"肝腹水"。当脾气急速衰退时，就会导致气虚不能摄血而见"内出血"。这时，就是西医所谓的"危证"了。

其实，这时中医还是可以大有作为的。我在治疗"肝癌并腹水并内出血"时，最常采用的办法如下。

第一步，开腠理，宣发肺气。同时疏泄肝气，调补并提升脾气。

一般用药一天到一天半，病人右胁下胀满的感觉减退，有癌痛的也会随之痛减（这个可以通过使用吗啡等镇痛药的维持时间来对比）。

一般在用药4～5天，寸口阴阳两部"俱紧"的脉象会逐步消失，寒脉退后，三部所对应的各脏腑的脉象才能显示出来。这时，病人一般会饮食恢复（至少也可大致恢复），精神恢复，内出血基本停止，大便颜色从黑色恢复到黄色。

第二步，当两手阴阳脉俱紧消除后，肺脏气机就已经基本得到恢复，这时则重点协调肝脏和脾脏之间的关系。同时考虑消癥散结。

注意，针对此时常见的左关弦，要参考肝脏气机的具体情况来采取不同的用药方式，最好不要过于疏散，可以适当养肝、柔肝。因为若肝气疏泄过后，在随后要使用破气散结的时候可能会直接导致肝气不足。

第三步，则是后期调养了。这个就不必多说了。

总之，面对所谓"肝癌"的时候，常常要考虑肝、肺、脾三脏的气机。如果你在诊断上能把病人脏腑的气机变化明了于心；在治疗上能娴熟地驾驭仲景的伤寒诸方，那么，治疗起肝癌也并不算太困难的。

8．一错八百年

由于对"气"和"风"的认识出现了谬误，导致明代医学理论对病因中的"外因"开始存疑，并逐渐抛弃了"外风能导致百病"的理论观点，并把一部分"外风"结合到所谓的"内风"致病当中。

这样，最根本的"外因"看不到了，只是把这些"外因"所导致的一些结果错当成了"病因"来加以分析研究，然后在这个错误的立论上，再去"辨证论治"，这种诊疗方式，就像拦在黄河中游治沙一样，充其量也只能是尽力延缓罢了。

这些理论的架构，由于儒医的曲解、误解，早在明清时期就已经扭曲、割舍的差不多了。咱们现在的学习领域，却是和明清的学术思想是一脉相承的。所以，明清就已经缺失、扭曲的理论架构，咱们除了照搬、套用以外，基本不可能再回到正确的理论框架中去了。

就像一个人行走在陌生的原野中，手中可参照的地图不仅残缺，而且还误差极大。这样情况下的探索，则必然会造成——不仅向前找不到目的地，向后也找不到回家的路了。迷失自我，就是一种必然。

然而，不幸的是，这里迷失的，不是一个人，而是我们的整个中医行业。

就像上面所举的肝癌、肺癌两例，明清以后到今天，治疗的路子基本都考虑不到"腠理的开泄和肺气的宣发"，只知道死抱着肝脏、肺脏拼命用药抗邪、抗癌。殊不知，外邪不去，你再怎么拼命地抗癌攻邪，即使用药有效，病邪也不过是随去随生。一直抗到正气衰惫、形体难支，则大去亦是不远矣。

这些癌症之所以"一检查出来就是中晚期"，就是因为有强大的外邪在。在强大的外邪邪势的入侵下，脏腑气机很快受邪、受困乃至垂危、衰败。从发病到危殆，时间很短。

现代中医在治疗上不会注重外邪、邪势，也是受到明清脱节的理论制约所导致的。所以，效果必然会差强人意的。

这些年代的中医诊断中，"病因"往往都是流行什么"脾肾阳虚""肝肾阴虚"之类的东西了。这些东西，往前看，也还是其他因素导致的结果啊。缺了本原的病因，也就只能"以果为因"了。

正是由于少了对"六淫"中最灵动、最有致病能力的"风"的研究，所以，很多疾病必然就不可能找到真正的源头。

不能从真正源头上治理，必然就难以获得令人满意的疗效了。

缺失了"外风"这个最基本、最重要的"病因"，中医的"辨证论治"就像一头缺了腿的马，再也难以负重、难以远行了。

而这个缺失，早在800多年前就已经出现了。残损的中医理论，就这样晃悠到今天。

而今天的中医人，也被圈在这个残损的理论中。

向前找不到目标。

向后找不到回家的路。

所以，找回医道正统，才能正确使用中医理论来诊疗。那么这些所谓的"恶症"，也并不是那么恐怖的，是完全可以去驾驭、去驯服的。

但是，看我们今天，"风邪"其实已经堕落成感冒的小病微邪的病因了。除了所谓的"外中风"的一个"口眼㖞斜"面瘫外，其他疾病基本都不考虑这个"风"的。还有几个人在重视？还有几个人在研究？

失去了正确的理论架构，中医学，也就只能躺在祖宗的余荫下，调养一些小病以苟延残喘。扯扯"养生"以自娱。真正遇到"癌症""肿瘤"之类的"大病"，便心慌手抖，裹足不前了。

所以，要想重振中医，就得重新理顺已经缺失几百年的中医本来的理论架构，重新厘清医道源流，重新修订中医学的学习和传承模式。

9. 医道宗源

从上文中，我们看到关于"肝癌""肺癌"的理法中，使用的就是《内经》中相关的理论；而用药组方，用的是《伤寒论》的理论。

为什么选用仲景《伤寒论》的理论呢？

原因很简单，《内经》传承的是上古医道的理论，在治疗上主要是以针道为主，但对用药基本没有论述。

在《内经》中所谓的"风为百病之长"，就是因为"风"能合并其他诸邪气而发病。诸邪气中，除了另一个"寒邪"以外，在四时中，时令性的表现都非常强，例如"暑邪"，只有夏季才有；"燥邪"，则是秋季常见。而"风""寒"二气则是四时皆有，发病最多。

仲景的《伤寒论》正是重点论述"风""寒"二气致病的临床指南。与《内经》的学术思想是一脉相承的。

更重要的是，《伤寒论》的用药方式，也完全是按照《内经》的《阴阳七篇》中论及的"气味"用药的理论，完全体现的是上古医道的神髓。

这，才是我们中医的根源。

10. 医理脱节，药理脱节

中医发展到今日，医理脱节了，药理也脱节了。一路往回追查，这种脱节，早在明代就已经非常明显了。越往下，越是厉害。

在明清以前，追溯到唐代，虽然《内经》是在唐代由王冰等人校订的。但这个时代的医学水平和医学修为的境界，已经达不到《内经》的高度了。

唐代对后世影响比较大的医书，当然要提一提孙思邈的《千金要方》。这本书中的医学理论和用药理论，依照明清以后的医学理论来看，是很难看明白的，尤其是那种"寒热错杂"的用药方式，更是明清以后难以理解的。

所以，虽然孙思邈被奉为"药王"，但他的学术理论对后世的官方医学理论影响是非常小的。但是，在民间的流传，至今不绝。很多民间的所谓"土郎中"手中很多行之有效的"秘方"，大多出自于此的。

"药王"如此。"医圣"更是如此。

明清以后官方主流的学术体系，受《伤寒论》的影响也是很小的。充其量不过是当作治疗"小感冒"的方法罢了。再往后，连治疗小感冒的用药都基本脱离了《伤寒论》的理论框架，伤寒方就更是没几个人再用了。

明清以后更是各种学术思想层出不穷，一时间纷纷扰扰百家争鸣。当真是"繁花渐欲迷人眼"，传承到今时今日，我们的官方中医理论，初看是绚烂夺目、完美无瑕。细看却是千疮百孔、无根无源。究其原因，还是"医理脱节""药理脱节"了。这就必然导致我们的中医理论体系上不着天、下不着地。于是，也就造成了"大病看不了""小病没人来"的局面。

11. 小结历代中医理论包含的范畴

从中医理论所包含的范畴来看，《内经》，延续了上古残存的医道的理论体系。代表了那个时代的医学理论和医学境界。那是"医道"的高度，概括的范围非常广泛。

到了明清，中医理论所论述的范围就要小得多了。

而近代、当今，中医理论的范围更是小得可怜。由于中西医结合概念的推行，中医理论中开始混入了不少西医理论。中医理论更加残缺不堪了。

而汉唐到明清之间，正是中医从"医道"往"医技"衰落的一个过渡时期。

最明显的，是唐代中医大家——药王·孙思邈的《千金要方》，其中还是"医道"和"医技"并存，但"医道"的部分已经明显薄弱了。

修行到这个境界的同学不妨仔细看看。

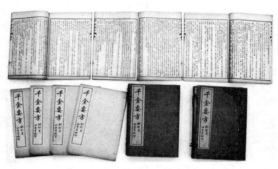

☯《千金要方》书影

 找回失落的医道

要找回失落的"医道"，重回《内经》《伤寒》吧。

中医，不是所谓的"实验医学"，早在上古时中医已经有了严谨缜密的理疗理论和医疗体系。《史记·扁鹊仓公列传》中记载有仓公淳于意一二十篇医案，那个学术高度，远远不是今人可以望其项背的。如果没有《内经》之类的天人合一的医道理论，是不可能培养出如此高明的大医的。

大道至简。

医道，应该也是不可能太复杂的。复杂的，只是医技。

张仲景的《伤寒杂病论》只用药数十、方百余。——他说"……为《伤寒杂病论》合十六卷，虽未能尽愈诸病，庶可以见病知源。若能寻余所集，思过半矣。"

也就是说，精研他的《伤寒杂病论》，即使不能治好所有的病，也能做到看到每一个疾病，就能知道这个病发的根源了。

这是什么？这就是中医纲领性的东西了。

更何况他还说：如果能把我搜集研究的那些经典都搜集起来，研究精熟。那么谦虚一点说，你对医道的研究大概也就能超过大半的高度了。

这就是对医道的研究啊。

这就是医道研究的方向啊。

那么，他搜集研究的是哪些经典呢？

他"勤求古训，博采众方，撰用《素问》《九卷》《八十一难》《胎胪药录》，并平脉辨证"。原来就是研究了《素问》《灵枢》（即《九卷》）、《难经》（即《八十一难》）。

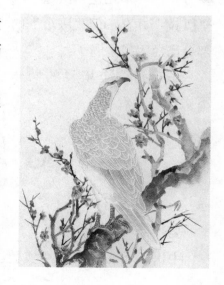

当前唯一残缺的，就是《胎胪药录》了。其实，《伤寒杂病论》的用药就是根于《胎胪药录》的，没有《胎胪药录》，那就研究《伤寒杂病论》的用药吧。同根同源，应该不会有太大的出入。

这便是医道的研究了。

研究医道，应该"得意忘形"。

 功夫，功夫，功夫

"功夫"，这两个字我很喜欢。因为它的意思很精道。

"功夫"，第一个意思是"时间"。研究医道，你花了几年的功夫？

"功夫"，第二个意思是"磨砺"。研究医道，你肯下苦功夫吗？

"功夫"，第三个意思是"成绩、成果、能力"。

2005年开始精研医道，把《内经》《伤寒》反复抄读数十遍，重新拆分、归类、订补、整理后，才知道《内经》《伤寒》说什么。如今临症用药，莫不理宗灵素、方出伤寒。

学习中医，我经历了两个"无话可说"的阶段。

第一个阶段，是"一无所知、埋头苦学"的时候。因为"无所知"，自然也就没什么可说的。

第二个阶段，是2009年的一次突破后，感觉真的"无话可说"了。我想说的，前人早说过了，《内经》《伤寒》已经说得非常明白了。

学中医，到一定程度后，是要靠"自悟"的。而"自悟"的基础，就是——功夫。

 我眼中的《内经》

第一，《内经》承载了上古医道的部分文字内容。王冰、史崧编纂整理出来，为古医道的流传和保存发挥了非常重要的作用。可谓功在千古。

第二，《内经》经过王冰、史崧的编纂，一定程度上改变了上古医经的原貌。尤其是添加的一些"朱文"，由于岁月的更迭，也一同篡入经文中了。这对后世研读《内经》，必然会造成一定程度上的困难和曲解。

第三，《内经》被人为加工成"话剧剧本"的模式，刻意设计了"场景""人物""台词""情节"等，甚至对人物语气、性格的刻画，都是不遗余力的。这对医道经文的研读没有任何意义，只能更进一步把《内经》神话，成为后人顶礼膜拜的一座神像。这样对研究不利。

第四，《内经》其实是残缺不全的，合《灵》《素》的全部内容，只是上古医道中医经内容的少部分。很多缺失的内容，王冰等在设计成问答方式时，轻略带过，做了艺术上的处理。

第五，《内经》虽然非常珍贵，但个人还是建议研究者在研读的时候，需要全盘打碎了，再重新糅合，这样更客观、更便于理解。

《内经》不是用来"供着"的。就像"佛像"。它只是通过一种方式、给你一个"示象"，让你明白其中的道理。你能明白其中的道理，便也就没有什么"示象"的不同了。其实，这就是要你"得意忘形"。

 中医的基础是《内经》，中医的"高精尖"还是《内经》

曾经一位老爷子问我："你以为，中医的基础，究竟是什么？"

我认为，中医的基础，是《内经》。

我们现在教学使用的所谓《中医基础理论》，哪一节不是引用和论述《内经》中的经文做文章的？再掺杂一些明清后的所谓医学理论充塞其间，便名曰"中医基础"了。可惜，在这样的《中医基础理论》的指导下，"中医"只能越来越找不到"家"。

其实，《内经》的全书，除了那些无关紧要的文字以外，都是中医的基础理论。

所以，所谓的"中基"，只应该作为《内经》教学中讲解的延伸，不该把这个所谓的《中基》当作主课，而把《内经》当作选修课。这是本末倒置的。

　　中医，其实没有所谓"高、精、尖"的东西。

　　所谓"高精尖"，还是《内经》。不过是当你的驾驭和运用的能力更强的时候，可以解决一些临床上所谓的"疑难杂症"。

　　是"基础"，还是"高精尖"，只取决于您的修为，您的境界而已。

[吴作智（医道宗源）]

"阳虚型"高血压

高血压属于西医病名，属于中医学"头痛""眩晕"等范畴。大部分人的选择是吃西药维持，治疗效果有些不尽如人意的，也寻求中医治疗。我在诊疗过程中遇到几例发病年龄比较轻，血压大部分是在150/100mmHg左右，血脂、血流变检查基本正常。但是症状较重：头晕头痛，头胀目痛，严重影响工作和日常生活。并伴随着典型的阳虚表现：四肢畏寒怕冷，脉象沉迟等。我将其称为阳虚型高血压。从诊治过的几个案例观察看，效果确切，未反弹。特发于此供同道参考、探讨。

宋某，男，30岁，3年前因治愈其爱人颈椎病特来求诊。

主诉：2年多来，血压经常在（150～160）/（95～100）mmHg。常头晕，头胀，伴有纳食不香。观其身体较瘦，其他均正常。看过一些医生，西药、中药也吃过不少，但疗效不佳。查看吃过的中药方，不外乎平肝潜阳、活血化瘀范畴。诊脉沉细略迟，舌淡，少苔。问其是否手脚发凉？答曰：是，且冬天加重。目前进食也比原来要少得多。

诊疗思路：抛开西医高血压病名，中医讲阳虚则寒，寒主收引凝滞。寒则血流速慢，收引则血管壁变硬，故而心脏须加压才可以将血液输送出去，故血压高而不甚高，与外周血液循环障碍引起的高血压的现代医学机制相似。治疗应以温阳散寒，通脉活血为大法。

此患者先处以香砂六君子汤醒脾开胃，约20天后纳食增加，面色见红润。

改方为右归丸和四物汤加减，温阳通脉活血。

> 处方：　当归12g　　　川芎10g　　　熟地黄15g　　　鸡血藤10g
> 　　　　炙龟甲15g　　　杜仲15g　　　山药12g　　　　山茱萸10g
> 　　　　附子10g　　　　肉桂5g　　　穿山甲6g　　　　甘草6g
> 　　　　枸杞子10g　　　水煎服

　　以上方为主，略有加减，又调治1个月。患者手脚已不怕冷，头痛、头晕症状已消失，复查血压125/80mmHg，停药。其后每半个月测血压一次，血压基本保持在（120～130）/（80～90）mmHg。

　　中医的精髓是辨证论治，讲究的是以患者个体为参照物。为中医者不能囿于西医的病名，见高血压就平肝潜阳，选取现代药理研究中的所谓降压中药，那样会失去中医的特色，也就不是纯粹的中医了。要按照中医的辨证去看待，才能取得较好疗效。通过实践，有时我把右归丸渐渐改为九味羌活汤和四物汤加减，也是以通阳散寒、活血通络为主，疗效尚可，同做参考。

> 处方：　当归12g　　　川芎10g　　　红花6g　　　　细辛3g
> 　　　　苍术10g　　　防风6g　　　羌活10g　　　熟地黄15g
> 　　　　附子10g　　　肉桂5g　　　穿山甲6g　　　甘草6g
> 　　　　丹参15g　　　水煎服

［高磊（杏林回春）］

叶氏越婢汤法

　　方是有相对固定的组成，有比较明确的适应证，也就是所谓的方证相应，有一方对应一证的特点；而法是对方剂所针对病机的一种总结概括，之后在此基础上，按具体病例中出现的个体性差异对方进行重新的组合、变化，这种变化虽不脱离原方组方的宗旨和法度，但其用药、组方比例却因为适应疾病的变化而出现了很大的变动，有一法变化多方的特色。

法源于汤

　　越婢汤出自《金匮要略》：风水恶风，一身悉肿，脉浮不渴，续自汗出，无大热，越婢汤主之。越婢汤方：麻黄六两，石膏半斤，生姜三两，大枣十五枚，甘草二两。右五味子，以水六升，先煮麻黄，去上沫，内诸药，煮取三升，分温三服。恶风者加附子一枚，炮。风水加（白）术四两。

　　此方的关键见证为：水气病，郁闭在表，内有气分郁热。

　　叶氏把此方的主治"一身悉肿"，以及在越婢加半夏汤治肺胀的启发下，将其扩展为治疗饮邪闭阻于肺的证候：冬温咳嗽，忽值爆冷，外寒内热，引动宿痰伏饮，夜卧气冲欲坐，喉咽气息有声。宜暖护安居，从痰饮门越婢法。麻黄、甘草、石膏、生姜、大枣……《叶桂医案存真·卷一》。此案的关键点：痰饮，郁闭在肺，内有气分郁热。水、饮、痰皆为阴邪，属于一类；表为人身之阳，肺为身内阳脏。正如高继平师言：皆阳位之阴实证；气分郁热同。症虽变，机制不变，理同，故治同。所谓治同，也是言其大概，据具体病例不同，用药、药量、用法等还当微调应证为佳。

《伤寒论》中越婢汤的变化：恶风者加附子；更加白术治疗"肉极热，则身体津脱，腠理开，汗大泄，历节风，下焦脚弱"；去生姜、大枣，加杏仁成麻杏甘石汤治水、饮不显著，郁热在肺较重的"汗出而喘"之证；还有类方如大青龙汤、小青龙加石膏汤都有相类似病机，因具体见证变化而方药亦变。

从现有叶氏言越婢法的医案来看，对越婢汤变化的用药情况是：水化为饮为痰的时候加茯苓、薏苡仁、半夏等；汗大泄用桂枝易麻黄；湿浊盛有时去甘草；饮因寒凝合小青龙法用干姜、五味子；肺气郁闭仿麻杏石甘汤法加杏仁等变化。唯一不变者，正如文子同道也提到的：越婢法中唯一不可替代的就是石膏一味。而石膏一味，正是叶氏独具慧眼之处。水饮之邪为阴，若以温药和之，在伴有气分郁热的复杂病证中，温药足以助热。若针对郁热过用苦寒，又会导致水饮凝聚不化的弊端。仲景立法在前，叶氏广其用在后，用辛寒的石膏，既能解决郁热的问题，又有助于宣散水饮。这样就非常巧妙地解决了在此类病证中，用药备受羁绊的难题。

综上所述，于水、饮郁闭在阳位（或在表，或在肺）并出现气分化热证候的时候，叶氏每加石膏清透，并被称为越婢法。即便在虚证中见水、饮郁闭阳位，气分成热的证候时也权宜取用。

相关叶氏医案

1. 程（某），脉沉，喘咳浮肿，鼻窍黑，唇舌赤，渴饮则胀急，大便解而不爽。此秋风燥化，上伤肺气，气壅不降。水谷汤饮之湿，痹阻经隧，最多坐不得卧之虑。法宜开通太阳之里，用仲景越婢、小青龙合方。若畏产后久虚，以补温暖，斯客气散漫，三焦皆累，闭塞告危矣。

（燥伤肺气水气痹阻。）

桂枝木、杏仁、生白芍、石膏、茯苓、炙草、干姜、五味（子）。

程某

产后喘咳浮肿，鼻窍黑，唇舌赤，口渴但饮水即觉胀满，大便排出不爽。

此证是感受秋季风燥邪气，损伤了上焦肺气，导致气机壅滞不能肃降。上焦不通，中焦水谷中的津液就不能布散而痹阻经隧，常出现坐不得卧的严重证候。通常的治疗方法是宣通太阳膀胱经，以宣化壅滞的水气，用仲景的越婢汤、小青龙汤合方。如果顾虑到产后多虚，而用温补的方法治疗，邪气就会弥散，三焦皆病，到气机闭塞的程度就危重了。

> 方药：桂枝木、杏仁、生白芍、石膏、茯苓、炙甘草、干姜、五味子。

按：此燥邪伤肺，肺失宣降，导致水气不能布散而痹阻之证。

2. 某，形盛面亮，脉沉弦，此属痰饮内聚，暮夜属阴，喘不得卧。仲景谓：饮家而咳，当治其饮，不当治咳。今胸满腹胀，小水不利，当开太阳以导饮逆。小青龙去麻辛合越婢。

桂枝、半夏、干姜、五味子、杏仁、石膏、茯苓、白芍。

某

体型强壮，面色光亮。病咳喘，伴胸满腹胀，小便不利，昼轻，夜重不能平卧，脉沉弦。

此为痰饮内聚之证，痰饮为阴，夜晚也为阴，故夜间病情加重。仲景说：由饮而引起的咳嗽，应该治疗痰饮，不能单纯去治咳。所以根据当前情况应该宣通太阳经以便去除痰饮，用小青龙汤去麻黄、细辛结合越婢汤法治疗。

> 方药：桂枝、半夏、干姜、五味子、杏仁、石膏、茯苓、白芍。

3. 方氏，冷暖失和。饮泛气逆。为浮肿喘咳。腹胀。卧则冲呛。议用越婢方。

　　石膏、杏仁、桂枝、炒半夏、茯苓、炙草。

　　方氏

　　因冷暖失宜，病咳喘，水肿，伴腹胀，不能平卧，卧则气冲呛咳。

　　为痰饮犯肺，气机上逆之证，议用越婢汤加减。

> **方药：石膏、杏仁、桂枝、炒半夏、茯苓、炙甘草。**

　　4. 沈（妪），冬温，阳不潜伏，伏饮上泛。仲景云：脉沉属饮，面色鲜明为饮。饮家咳甚，当治其饮，不当治咳。缘高年下焦根蒂已虚，因温暖气泄，不主收藏，饮邪上扰乘肺，肺气不降，一身之气交阻，熏灼不休，络血上沸。《经》云：不得卧，卧则喘甚痞塞，乃肺气之逆乱也。若以见病图病，昧于色诊候气，必致由咳变幻，腹肿胀满，渐不可挽，明眼医者，勿得忽为泛泛可也。兹就管见，略述大意。议开太阳，以使饮浊下趋，仍无碍于冬温，从仲景小青龙、越婢合法。

　　杏仁、茯苓、苡仁、炒半夏、桂枝木、石膏白芍、炙草。

　　沈姓老妇人

　　痰饮宿疾，因暖冬，天之阳气不能潜藏，影响到人体而发病。仲景云：脉沉属饮，面色鲜明为饮。饮家咳甚，当治其饮，不当治咳。本来年老下焦亏虚，再加上天气温暖，身体的阳气不能潜藏于内而向外发散，上乘于肺，引动痰饮发病，浮动的虚阳在上熏灼不休，血络不宁。《经》云：不得卧，卧则喘甚痞塞，乃肺气之逆乱也。这种情况如果不具体分析病的来龙去脉，而只是局限在目前的病证上来治疗，一定会出现各种变证，乃至出现腹肿胀满不可医治的地步。根据我的意见应该开通太阳经，让水饮不再上逆扰肺，在暖冬季节或可平安无事。用仲景的小青龙汤、越婢汤的方法治疗。

> **方药：杏仁、茯苓、薏苡仁、炒半夏、桂枝木、石膏、白芍、炙甘草。**

5. 汪（某），脉弦坚。动怒气冲。喘急不得卧息。此肝升太过。肺降失职。两足逆冷。入暮为剧。议用仲景越婢法。（肝升饮邪上逆）

又，按之左胁冲气便喘。背上一线寒冷。直贯两足。明是肝逆挟支饮所致。议用金匮旋复（覆）花汤法。

旋复（覆）花、青葱管新绛、炒半夏。

汪某

因恼怒引发喘不得卧之证，伴两足逆冷，入夜病情加重，脉弦坚。

怒则肝气上逆扰肺，肺的肃降功能失调，所以出现上面这些症状。用仲景越婢汤的方法治疗。

复诊：按左胁部自觉有气上冲随即气喘加剧，并觉背部有一线发凉一直通到双脚。明显是肝气上逆兼夹水饮犯肺之证，用《金匮》旋覆花汤的方法治疗。

> 方药：旋覆花、青葱管新绛、炒半夏。

6. 丁（某），（五十一岁)面色亮，脉弦，此属痰饮。饮伏下焦肾络，中年冷暖不和，烦劳伤气，着枕必气逆，饮泛喘促，脘闷咽阻，治之可效，而不除根。

越婢法。

麻黄、石膏，恐不可以治此，症或有误。

丁，五十一岁。

感受外邪，喘促，脘闷咽阻，卧则气逆，面色光亮，脉弦。

面色亮，脉弦，此属痰饮。中年烦劳正气已伤，又不注意防护，感受外邪引动伏饮发病。可以通过治疗缓解症状，但不能根除。

方药：越婢法。

张小林：麻黄石膏这类药恐怕不适合治疗这种有虚损的病证，或许是病案记录上有错误或遗漏。

丁，五十一岁。

感受外邪，喘促，脘闷咽阻，卧则气逆，面色光亮，脉弦。

面色亮，脉弦，此属痰饮。中年烦劳正气已伤，又不注意防护，感受外邪引动伏饮发病。可以通过治疗缓解症状，但不能根除。

> **方药：越婢法。**

张小林：麻黄石膏这类药恐怕不适合治疗这种有虚损的病证，或许是病案记录上有错误或遗漏。

7. 潘（二十八岁），咳嗽在先肺病，近日凉风外受，气闭声音不出，视舌边绛赤有黄胎，寒已变为热。

越婢法加薏苡仁、茯苓。

潘，二十八岁。

先患咳嗽，后又外感风凉，声哑，舌边绛赤有黄苔。

咳嗽为肺病，更加感寒郁闭气机声音不出，舌红苔黄是寒已化热。

> **方药：越婢法加米仁（薏苡仁）、茯苓。（越婢汤：麻黄、甘草、石膏、生姜、大枣）**

8. 温邪上受，肺气痹塞，周身皮肤大痛，汗大泄，坐不得卧，渴欲饮水，干呕不已。从前温邪皆从热化，议以营卫邪郁例，用仲景越婢汤法。

杏仁、桂枝木、茯苓、炒半夏、生石膏。（《眉寿堂方案选存·冬温》）

温热邪气侵犯人体，首先进入上焦，肺气不能宣通，则周身的皮肤出现疼痛，汗出很多，坐卧不宁，渴欲饮水，干呕频作。温邪都易化热，现在的症状在表，按邪郁营卫的先例用仲景越婢汤的方法治疗。

> **方药：杏仁、桂枝木、茯苓、炒半夏、生石膏。**

9. 夏（山塘），七十五岁，初冬温热气入，引动宿饮，始而状如伤风，稀痰数日，痰浓喉干，少阴中五液变痰，乏津上承，皆下虚易受冷热，致阴上泛。老人频年咳嗽，古人操持脾肾要领，大忌发散泄肺，暂用越婢法。

凡内有宿病，每因新感六气，病邪牵动而发。盖藏匿夙病之处，气血必虚弱，故新邪必注空隙为患。

夏，七十五岁，山塘。

有痰喘宿疾，初冬又作，开始的时候症如伤风，咳吐稀痰数日，后转浓痰，伴咽喉干燥。

初冬温热之气未尽，感受外邪引动宿饮发病，久病少阴肾经气化功能不足，五液变为痰饮，正常津液反而不能上承导致喉干。总之是下焦虚弱易受外感，内外合邪，阴浊上泛。老年慢性咳嗽，古人都是以调补脾肾为主，忌讳发散泄肺，所以暂时短时间内用越婢法。

张筱林：有宿疾的人，常常因为新感六淫邪气引发旧恙，大概是由于藏匿宿疾病邪的地方，气血一定虚弱，所以新感的外邪更容易侵犯空虚之处发病。

《伤寒论》中的两首类方对比

越婢汤：麻黄、甘草、石膏、生姜、大枣。

麻杏甘石汤：麻黄、甘草、石膏、杏仁。

大青龙汤：麻黄、甘草、石膏、杏仁、生姜、大枣、桂枝。

越婢汤，用生姜散水气，大枣护中；麻杏甘石汤，加杏仁治喘；大青龙汤更加桂枝温经开表。

原文：发汗后，不可更行桂枝汤。汗出而喘，无大热者，可与麻黄杏仁甘草石膏汤。（63条）

麻黄杏仁甘草石膏汤方：麻黄四两（去节），杏仁五十个（去皮尖），甘草二两（炙），石膏半斤（碎，绵裹）。

上四味，以水七升，煮麻黄减二升，去上沫，内诸药，煮取二升，去滓，温服一升。

下后，不可更行桂枝汤；若汗出而喘，无大热者，可与麻黄杏子甘草石膏汤。

太阳中风，脉浮紧，无汗，发热，身疼痛，不汗出而烦躁者，大青龙汤主之。若脉微弱，汗出恶风者，不可服之。服之则厥逆，筋惕肉瞤，此为逆也。（38条）

大青龙汤方：麻黄六两（去节），桂枝二两（去皮），甘草二两（炙），杏仁四十枚（去皮尖），生姜三两（切），大枣十枚（擘），石膏如鸡子大（碎）。

上七味，以水九升，先煮麻黄减二升，去上沫，内诸药，煮取三升，去滓，温服一升。取微似汗。汗出多者，温粉扑之，一服汗者，停后服。若复服，汗多亡阳遂虚，恶风烦躁不得眠也。

伤寒脉浮缓，身不痛，但重，乍有轻时，无少阴证者，大青龙汤发之。（39条）

 《金匮要略》越婢汤相关原文

在《金匮要略》中还有两首加味方。

《中风历节病脉证并治第五》：《千金方》越婢加术汤治肉极热，则身体津脱，腠理开，汗大泄，历节风，下焦脚弱。

麻黄六两，石膏半斤，生姜三两，甘草二两，白术四两，大枣十五枚。右六味，以水六升，先煮麻黄，去上沫，内诸药，煮取三升，分温三服。恶风加附子一枚炮。

《肺痿肺痈咳嗽上气病脉证治第七》：咳而上气，此为肺胀，其人喘，目如脱状，脉浮大者，越婢加半夏汤主之。

麻黄六两，石膏半斤，生姜三两，大枣十五枚，甘草二两，半夏半升。右六味，以水六升，先煮麻黄，去上沫，内诸药，煮取三升，分温三服。

《千金方》中有越婢加术附汤，主治基本同此条文，从"汗大泄"看加附子似乎更合理，主治"历节风，下焦脚弱"，还是水液病变，但病位偏重在下。而加术汤有人认为还是越婢汤后的"风水加术四两"，加入的目的是在原方基础上"多冷痰"（胡洽语），换言之，原方证有向防己黄芪汤方证方向发展的趋势，但基础病机尚未发生显著的改变。

越婢加半夏汤主治，也还是水液病变，不过明显病位偏重在上，水之上源——肺经出现了问题，加半夏使其降。当然这里还有小青龙加石膏汤证的变化，与之又有侧重在表在里的不同。

〔白术〕

对三焦的认识

中医的五脏六腑为：心、肝、脾、肺、肾五脏，胆、胃、大肠、小肠、膀胱和三焦六腑。为了建立三焦的阴阳表里关系，在五脏中又加入一脏为心包。所以才有心包与三焦表里关系的这一对脏腑。对这一对脏腑，自古以来人们就没有一个统一认识，尤其是对三焦。因心包在解剖后还可看到一层包衣样的形质存在，而三焦就似乎什么也没看见，所以在三焦的问题上争论就更多一些，而且自始至终都在各执一说。争论的焦点具体体现在"名"和"形"上；还有为什么会取名为三焦，其形质内容又是什么等问题上。

 古今以来对三焦争论的概说

1. 关于"有名无形"和"有名有形"说

此一争论始于《难经》之说。在《二十五难》中说："心主与三焦为表里，俱有名而无形。"此说，显然还包括心包在内。在《三十八难》中又特指出：三焦"主持诸气，有名而无形……此外府也"。从此之后，《中藏经》《备急千金要方》《难经本义》《医学入门》《难经汇注笺正》等著作在谈论三焦问

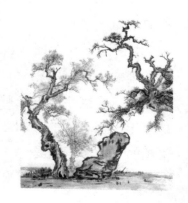

题时也都是持如此观点的。

而与之相对立的明确提出三焦（还包括心包在内）有名有形的代表人物应是明代大医家张介宾，他在《类经图翼·三焦包络命名辨》中就《难经》指心包和三焦"有名而无形"提出了批评，他说："夫三焦者，五脏六腑之总司；包络者，少阴君主之护卫也。而《二十五难》曰：心主与三焦为表里，俱有名而无形。若谓表里则是，谓无形则非。夫名从形立，若果有名无形，则《内经》之言为凿空矣。"同时又指出了当时一些医家们也这样附和的不对。还指出了另外一些医家如徐遁、陈无择始创三焦之形质说，云"有脂膜如掌大，正与膀胱相对，有二白脉自中出，夹脊而上贯于脑"说法的不可信。于是他遍考了《灵枢》与《素问》两经，明确指出：三焦就是一个"腔腹周遭上下全体，状若大囊者"的东西，是一个可以装载东西包括整个胸腹腔在内的囊袋，其他脏腑全都装在里面，所以他说：三焦是在"脏腑之外，躯体之内，包罗诸脏，一腔之大腑也"。也基于此，所以他就十分同意明代另一医家虞天民的说法，虞氏在《医学正传·医学或问》中说："三焦者，指腔子而言，包涵乎肠胃之总司也。"这与张介宾的大囊说类似，故基本肯定。

至于明代后期大学者章潢在他的《图书篇·三焦有形考》中说："盖三焦有形如膀胱，故可以藏，可以系。若其无形，尚可以藏系哉？……见右肾下有脂膜如手大者，正与膀胱相对，有二白脉自其中出，夹脊而上贯脑，意此即导引家所谓夹脊双关者，而不悟脂膜如手大者之为三焦也。"此说很明显是上面已指出的徐、陈二人说法大致相似的重复表述。

由于张介宾考证《黄帝内经》中谈三焦问题的细致详尽，又有他言之成理的一面，所以后世人们对三焦的"有名无形"或"有名有形"之说，除《康熙字典》在解释"焦"字时谈到三焦作为人体一个器官认为是"无形之腑"的介绍之外，也就没有更多的人再予以理会了。只是因张氏的"腔子"或是"大囊"之说作为一腑而言，与其他腑相比，似乎令人费解，于是就有后来许多不同形质的其他说法。

2. 焦的形质内容的争论

在承认三焦为"有名有形"的基础上，对于三焦的形质是什么又各执一说，其中有古人的脂膜说（前面已提到过），还有清代唐宗海在《血证论·脏腑病机论》中提到："三焦，古作膲，即人身上下内外，相联之油膜也。"即油膜说。

到了近代，由于受西方医学的影响，对三焦的各类猜测就更多了，如陆渊雷、章太炎、祝味菊等人，他们根据"三焦者，决渎之官，水道出焉"，认为三焦是人体胸腹腔的淋巴干和淋巴管，可以沟通全身津液，由此进而发展到全身淋巴系统。张锡纯认为三焦是网油。赵隶华等依据古人解剖中无"胰腺"一词，从《难经·四十二难》的"脾有散膏半斤"和陈无择的"在脐下有脂膜如掌大"之论说，根据胰腺的现代解剖位置及其形恰如散膏，约如手掌大，结合其生理、生化、病理，认为三焦可能就是胰腺。亦有人根据"三焦与命门相为表里"之说，力倡三焦就是"脊神经""交感神经""自主神经"等。

 三焦的实质究竟是什么

"焦"字的出现，与其他脏器相比较，的确有些怪怪的，为了弄清其所以然，为了弄清此字的真正含义，我从接近于古代的字书中就去找"焦"字的相关信息。下面一则是从网上《象形字典》中所找到的。

从资料信息来看，我分析了一下，有以下几个方面值得我们注意和思考。

1. 膲是古代医学所认定的一个人体脏器。从心下（应该包括心在内）至膀胱上口（应该包括膀胱在内），整个胸腹藏纳器官的腔体。

2. 是人体水、谷传变的通道，也是气的发生、传变和终了的场所。

3. 焦从热从火，有燃烧、火烤的意思。也就是说，膲是一个可燃烧的火炉子，各类脏器就在其中燃烧、火烤着。

4．膲义含有"肉不满"，即肉少的意思，既然人的体腔是一个装载脏腑的空间，当然是空的，肉少，所以古人就将膲字中代表肉旁的"月"字去掉，而成为焦了。

5．三焦，就是指整个体腔，将"焦"分为上、中、下三个部分，即上焦、中焦和下焦的综合称谓。

在这几点中，其中尤其两点令人费解些，因此需要研究。其一是，焦作为一个人体脏器，为什么是指胸腹腔的整个腔体？其二是，此脏器为什么取名为"焦"？因为其他方面在医经上都有明确的说明，唯独这两点没有，所以需要特别思考。我现在加进一些现代的意识和观念来思考，从中找出合理的解释，看能否成立？

其一，焦就是指人体整个胸腹腔体，三焦就是上、中、下三个部分。人体整个胸腹腔体也是一个器官，这似乎与人体的组织器官不相合，因为其他器官组织都是一个个有结构和有功能的个体组织，因而显得有形有质，人们怎么也不会想到一个储纳整个脏器的胸腹腔体也算一个脏器，所以才会出现从古至今"有名无形"和"有名有形"的争论。

但是整场争论的发展趋势是"有名有形"越来越为大多数人所接受，只不过在形质问题上仍有不少人不认可整个腔体，而是在其他组织上找根据，如网油、淋巴系统、交感神经、脊神经等等。其实，以储存脏器的腔体作为脏器并非只是三焦一个，与此相表里的心包也同样如此，心包在中医又可称为膻中，西医则是指心外膜，同样是一个具有空间性质的腔体。可能由于心包与焦有这种相类似的特性，所以它们才相表里。

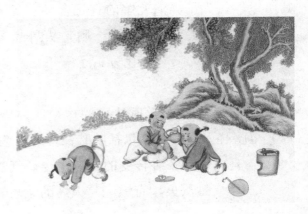

其二，生命最大的本质特性就是新陈代谢，但是生命的发生与存在必须有一个

前提，这就是有外在的并与之相适应的生态环境作为条件，否则就无生命可言。整个生命是这样的，作为生命最基本单位的细胞也同样如此。众所周知，细胞有细胞内液与细胞外液之分，细胞外液就是细胞赖以生存的前提条件。所谓细胞外液又称为体液，它就是人体细胞的外部环境，也即细胞的生态环境。

所谓细胞外液，与身体器官组织有关的有组织液、血浆、淋巴液等。其中血浆为血液细胞的细胞外液，淋巴液是淋巴细胞的细胞外液，而组织液则是器官组织一般细胞的细胞外液。就整个胸腹体腔而言，血浆与血细胞在血管中流动，淋巴细胞与淋巴液在淋巴管中流动，唯独组织液无成形的管道，它是充斥于整个体腔和脏器的一般细胞的空间内，为各类脏器的一般细胞提供可生存的外部环境，这些组织液与包裹在外的骨架、皮肉就靠一层薄膜相隔离，由它们共同形成一个独特的脏腑，这就是焦。

按中医理论，三焦的划分为：上焦主要为心、肺；中焦主要为脾、胃；下焦主要有肝、肾和膀胱，还有肠等。上焦的心脏既在焦内，为什么还要有一个心包包裹着，形成心脏的特有外部环境？这可能与心脏的特殊功能有关，因此，心包中的组织液肯定与整个焦中的组织液其组成的化学成分是有别的，因而要分开。但是，在基本成分上还是相同的，因心是全部脏器的"君主之官"，要统领其他脏腑。同时它又与脑有紧密联系，心、脑在中枢调节上是一体的，所以，心包液很可能与上面的脑脊液又有相通相似之处，因为这是中枢调节的需要。

无论是包还是焦，它们都是为了相关脏器的细胞生命活动提供一个生态环境。从个体来说，它们也是一个脏器；从整体来说，它们是彼此相关、不可分割的，是一体的。

其三，焦与包的形成与中医理论的整体观念有关。中医的脏腑学说认为五脏六腑以心为主，心为"君主之官"，由心统领五脏六腑。但是，心的统领作用是以神志和血脉为主，而脏腑的生化反应，即中医理论中所说的气化和生化作用，也需要一个总领的器官将其统领起来，这应就是三焦的功能。三焦的统领作用在《黄帝内经》中没有讲,《黄帝内经》只说三焦是"决渎之官",即疏通水道的意思。而据传由华佗所著的《中藏经》就谈到了三焦对五脏六腑的统领作用。

其实,《黄帝内经》讲"决渎之官"是很符合实际的,因为在三焦中的组织液、血液和淋巴液,三者紧密联系在一起进行血气和物质的交换,其实质为气、水和谷物的生化活动,而谷物最终也要变为气和水液的活动。《黄帝内经》中讲:"上焦如雾,中焦如沤,下焦如渎。"这只是对三焦生理特性的一个生动形象的描绘,三焦中各焦不同的反应,都是处于三焦中的各类脏腑功能正常发挥的结果,最终中焦谷物的"沤"也要最终化为气和水液。

水液呈现为分子样式,而气则为分子以下的原子,乃至更为微小的粒子活动,因而气是不可见的,是隐形的;水液才是显形的。所以给我们的感觉都是水液的活动。而实际上,人体也是以水液为主,含水量总达人体的70%以上,所以人体内就如一条涌动的河流,五脏六腑就在这条涌动的河流中工作着。为了生命的健康,人体这条自上至下的"黄金水道"就必须保持时刻畅通,而要做到这一点,三焦的疏泄功能就起着十分重要的作用。所谓疏泄,其实质就是在三焦中所进行的气化和生化活动。气是生化的动力,水液是生化的介质,在气的推动下,三焦中的水液必然流畅。这就为处于三焦中的各个脏器提供了健运的优良外部环境。《难经·六十六难》中说:"三焦者,原气之别使也,主通行三气,经历于五脏六腑。"所谓原气即元气,别使即另外一个作用,即疏通综气、营气和卫气等三气的作用。气通则血通,包括其他津液皆通。因此,《黄帝内经》中所言的"决渎之官"也有总领五脏六腑的含义在内,并非有矛盾的异说。

另外,还要看到,组成五脏六腑细胞的细胞外液不仅仅是组织液、血浆和淋巴液,以及外裹的一层膜,同时还包括人与外部环境相隔离和相联系的肌肉与皮肤,从整体观来看。因为人体与外部环境要进行必然的水气交换,这些活动也必然要影响细胞外液发生各种变化,因此,三焦的概念绝不仅仅是细胞外液和外部紧裹着的一层薄膜，而应是包括身体外部的皮肤、肌肉在内的整个胸腹腔体，从功能上说，它们是一个整体。

其四，三焦的实质内容弄清楚了，现在的问题就是为什么古人会取"焦"这样一个名字？从上面"焦"字的字源和字义了解，"焦"字有火烤鸟兽的意思，火热和燃烧是主要内容。从这个字义来看，三焦就应具有这种功能，可实际是否如此呢？我们可从现代生理学和中医的藏象学说来认识。

首先从上焦的心肺到中焦的脾胃，再到下焦的肝肾、膀胱和大小肠等，所有这些脏器组合在人体内，它们的共同作用就是保证生命体的新陈代谢有效地进行，而新陈代谢的实质就是生命体向外界有效获取有用的物质。获取物质的另一方面就是为生命体运动获取必须能量，也即将外部的能量转化成体内的能量。在这个产生能量和转化能量的过程中，就自然会产生热的运动，因此，热现象就是生命体最突出的特点。因此，从上焦至下焦，整个胸腹腔体就应如一个暖融融的火炉子。为了使它不会过于向体外散热，因而有一层胸腹膜和整个身躯皮肤和肌肉的保护，所以身体的温度相对是恒温的。因此古人用"焦"字来命名这个脏器，道理可能就出在这里。故此，明代医家张介宾也是这样认为的："所谓焦者，象火类也。"

不过在整个脏器中，三焦的热度是有限的，它与胃、大肠、小肠和膀胱等新陈代谢的主要器官相比，热度要低些，所以在经络上，它为少阳经，属少火。这一点很重要，如果三焦热度太高，由少火变壮火，"壮火食气"，整个腔体内气机不畅，身体就出问题了。中医理论所说的热病，后来又称为温病，可能就与三焦出问题有关。有关三焦的病机问题很复杂，因为它是人体脏器的外部环境，又与人体的外部环境接触最直接，六淫的侵害、饮食的不当、呼吸中存在的问题等等，都有可能破坏三焦的稳态而造成疾病。

[王受仁]

第2讲　医案篇

　　医案，顾名思义乃医者诊疗的记录，写法常严谨有序，文字多确切精练，理法方药贯穿一体。这里多是些常见病的诊治记录，读者可以效法，亦可从中借鉴治病的思路。每案如同美味小菜一碟，汇总即是一桌大餐盛宴，仔细品味，必有所得焉！

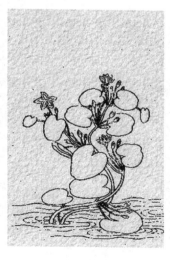
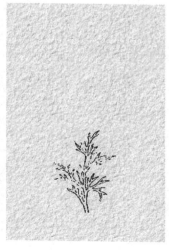
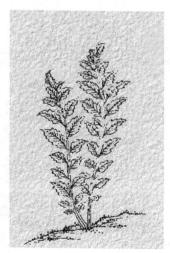

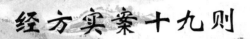

经方实案十九则

案一： 生殖器疱疹（甘草泻心汤）

某妇，罹患生殖器疱疹，曾于北京、上海、福州等知名医院就诊，花费数万却疗效不显，经人介绍来余诊室求治。

症见：外阴密集疱疹，部分破溃糜烂、结痂，剧烈疼痛，经后疼痛加剧，内裤不敢近，近则痛甚，时伴瘙痒，带下色黄，余无殊。

余疏甘草泻心汤原方与之，第二天即来告余曰：服一剂症状大减，自患病以来从无此效之速，感谢之情溢于言表。后再用自拟方治其瘙痒。

其夫亦患此疾，然远在福建未经面诊，亦嘱其服甘草泻心汤，30余剂后，虽喝酒、食海鲜、劳累亦未再作。可惜由于其夫工作太忙，未再治疗，又不遵医嘱，夫妻生活未采取保护措施，未能根治，但生活质量大大提高。

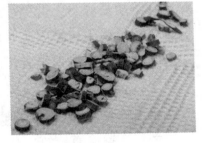

近期得知，患者其夫于泉州某医院检查已彻底治愈！谁说古方不能治愈今病？

☯甘 草

案二： 尖锐湿疣（柴胡桂枝汤）

余友，患尖锐湿疣，自购某药水外用无效，激光治疗怕痛，冷冻治疗县城没有，知余喜用中药治病，商治于余，问中药能否治愈此病，时值余正读朱进忠先生的书，上有柴胡桂枝汤加薏苡仁治疗扁平疣验案，遂许其可治，疏柴胡桂枝汤原方加薏苡仁12g。服药8剂，疣体大部分自行脱落，信心大增，继服则治愈，至今未复发。

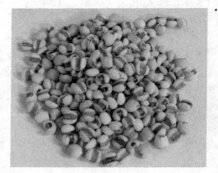

薏苡仁

案三：出血性带状疱疹（葛根芩连汤）

某女，左腋窝下血疱疹伴疼痛一日。症见：左腋窝下可见一约2cm×3cm大小血疱，疱旁另有一小血疱，疱壁紧张，尼氏征未检，剧烈疼痛，余无殊。

诊断为出血性带状疱疹，时余从事中医外科疾病诊治已3年，出血性带状疱疹却未见一例，战战兢兢凝笔在手，长时不敢处方。用龙胆泻肝汤恐柴胡劫肝阴，瓜蒌红花甘草汤未见治愈出血性带状疱疹验案。突忆起曹颖甫先生《经方实验录》中葛根黄芩黄连汤证案，姜佐景先生按云："其属于神经系统者，即吾所谓葛根芩连汤证是。"如进一步则合承气法。且《素问·至真要大论》曰："诸痛痒疮，皆属于心。"《金匮要略·惊悸吐衄胸满瘀血病脉证》曰："心气不足，吐血衄血，泻心汤主之。"遂胸有成竹，疏方大黄12g，黄连6g，黄芩6g，牡丹皮12g，小蓟12g，大蓟12g，4剂愈。后三味乃师自曹颖甫先生，曹颖甫先生又师自其友丁甘仁先生。

此后余用此方治愈带状疱疹、皮肤瘙痒性疾病患者甚多。用之改善固定性药疹，临床症状亦甚效。

注：2011年7月21日，用上方治一例"隐翅虫皮炎"，一剂显效。

案四：卵泡发育不良不孕症（温经汤）

某女，38岁，上海某医院护士，结婚十余年未孕，西医检查诊断为卵泡发育不良，输卵管通而不畅。其夫一切正常。最初几年尚积极治疗却无效，因自身学医又久病，逐渐成为不孕症"处方考察者"，虽奔波于上海各大医院，但观其处方不合己意则不用。此次屈尊能来余诊室治病，乃因其父罹患湿疹经余侥幸治愈，其母亲苦劝一日才勉为其难而来就诊。

症见：月经后期，或45天一潮，或60天一潮，甚至半年才来一次例假，月经血量正常，血色鲜红，无血块，无痛经，此次例假又有60余日未至，妊娠试验阴性，余无殊。

无显证可辨，遂凭经验疏经方温经汤与之。其见余处方仅吴茱萸、麦冬用9g，他药俱用6g，大喜曰：看来我的病要好了，你的处方与众不同，其他医生动则十余克，多则几十克，吾不敢服。欣然购药，十余剂后月经来潮，再服1个月，月经又未至，查妊娠试验阳性，多年疾苦，40余剂治愈。

温经汤主不孕，仲景医方果然效果显著！

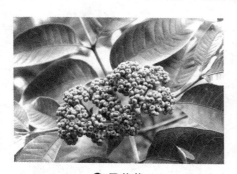

☯吴茱萸

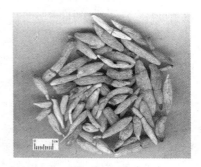

☯麦冬

案五：月经后点滴黑血不净（胶艾汤）

《金匮要略·妇人杂病脉证并治》曰："妇人陷经，漏下黑不解，胶姜汤主之。"胶姜汤方未见，林亿云："恐是胶艾汤。"尤怡云："阿胶、干姜二物足矣。"陈念祖云："大约胶姜汤，即生姜、阿胶二味也。"余亦有一说，即胶姜汤恐是胶艾汤加炮姜炭，不敢比肩先贤，尚望同道有所教我。

典型病例：某妇，每于月经后十余日仍点滴不净，色黑如酱油，深以为苦，余无殊。投胶艾汤加炮姜炭9g，一剂愈。用此方要注意，月经量一般不多，点滴不净，色黑；且一定要问清楚是否仅有黑血，而不是白带中加杂黑血，否则无效。

案六：体质异常所致的呕吐（小半夏加茯苓汤）

小女体质异常，曾有2次食鱼肉或鱼汤后均呕吐，呕吐物初为食物及食物残渣，吐完后继吐清涎，颜面苍白，身疲乏力，且伴高热，余俱投小半夏加茯苓汤一剂而安。

案七：口苦咽干，梅核气（甘草干姜汤）

余父长期干咳，无痰，口苦咽干，舌红苔黄厚腻。因过年受烟花爆竹的烟雾刺激后加重。症见口苦咽干，用小柴胡汤一点效果也没有。也曾因为舌质红、苔黄厚腻，用平胃散加味亦无效。黔驴技穷，直到看了刘力红先生《思考中医》"辛以润之"的论述，再读《伤寒论》："咽中干，烦躁……作甘草干姜汤与之，以复其阳。"

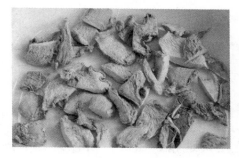
☯ 干　姜

处方：炙甘草18g，干姜9g。一剂大效。

后在临床看过一妇人患梅核气，咽中如有炙脔，吞之不入，吐之不出，舌淡苔白微腻。因仲圣《金匮》有原文，未细辨证，疏半夏厚朴汤原方，自认为必效，7日后患者复诊竟点效皆无。忆及治父亲的验案，疏甘草干姜汤合二陈汤，经患者反馈，亦一剂知，七剂已。

案八：压痛（旋覆花汤）

几年前，余醉酒后，左肋骨压着手机睡着了，第2天肋骨疼痛，按则加重，初未介意，以为几天后会自愈，但过了十余日并未缓解，原想按叶桂先生法用旋覆花汤加桃仁、当归治之，为探经方之效，先试投旋覆花汤原方，一剂而安。

案九：全身酸痛（麻黄加术汤）

余自患全身酸痛，按则痛稍重，无恶寒、发热等表证。思虑很久，在炎热之夏季，壮胆径投麻黄加术汤原方，一剂而安，至今未复发，也没有出汗，仅尿量稍增多。麻黄是用了陈的，因为新采的麻黄不容易配到，剂量按每两3g计（古法用"三两"，但结合季节及药材特点，今用9g似较合适）。

案十：男子早泄，女子遗尿（桂枝加龙骨牡蛎汤）

桂枝加龙骨牡蛎汤，仲圣为男子失精、女子梦交而设；曹颖甫先生用治遗精、盗汗；姜佐景先生按云：陆自量先生用治小儿遗尿，并谓"余亦曾仿此用本汤治高年妇人遗尿，其结果大致甚佳"。余用此方治男子早泄；合《金匮》甘草干姜汤（《金匮》曰："肺痿……必遗尿，小便数，所以然者，以上虚不能制下之故也，此为肺中冷……甘草干姜汤主之。"）治男子前列腺炎主诉为尿频，女子膀胱括约肌松弛或膀胱储尿阈值降低所致的咳嗽、大笑时尿失禁及老年妇人遗尿，效果显著。

前年曾治愈一重症尿失禁夜间遗尿患者，该患者自诉无明显诱因于3年前出现尿失禁，开始仅于咳嗽或大笑时尿自流出，缓慢加重，以致白天丝毫不敢喝水，更不敢出门，晚间遗尿频发，腰部以下从未干爽，可怜只得像小儿一样自备尿不湿，垫隔尿片，也曾在某三级甲等医院西医行非手术治疗，花费

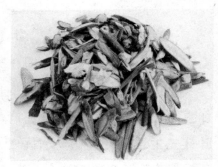

🔅 桂 枝

甚重，疗效不显，泌尿外科医师建议手术治疗，患者恐惧未允，经其妹介绍来我诊室求治，疏桂枝加龙骨牡蛎汤原方加炮姜9g，50余剂彻底治愈，花费不到200元人民币，至今未复发。

案十一：尿频、尿急、尿痛（当归芍药散）

某女，21岁，反复尿频、尿急、尿痛2年，在当地用抗生素治疗，

效果甚佳，但未能根治，近期尿频、尿急、尿痛加剧且伴血尿，血色暗黑，小腹隐痛，余疏当归芍药散加炮姜炭9g合张锡纯先生三鲜饮，3剂小腹痛、尿频、尿急、尿血已愈，唯尚有尿痛，转方甘草泻心汤一剂愈！

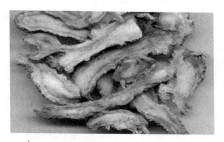

当 归

案十二：前列腺炎（当归芍药散合甘姜苓术汤）

某男，罹患前列腺炎见小腹隐痛、腰中冷痛，房事或劳累后加重，尿频、尿急、尿不净。先于某省中医院中医外科给予龙胆泻肝汤合四妙散加减，一派"清热消炎，解毒利湿"，寸效皆无！后因有腰痛，思与肾有关，遂又于省中医院肾内科治疗，给予六味地黄丸加鹿茸、枸杞子、巴戟天等补肾药，服药时有效，但一旦停药不久即前功尽弃！后在本地某名老中医处治疗亦不出"清热消炎"范畴，只不过"高明"地用了穿山甲（代），寄望于穿透前列腺包膜，但疗效全无！

求治于余，疏当归芍药散合甘姜苓术汤，师《金匮》甘草干姜汤之意以炮姜易干姜，10剂，小腹隐痛、尿频、腰痛如失。再转方用温寒祛湿、化痰散结、顺气解郁法治之，共服药30余剂，诸症皆失，随访1年未复发。

案十三：全身泛发性风团（黄芪桂枝五物汤）

黄芪桂枝五物汤乃仲圣为血痹而设，方用黄芪补气，桂枝、白芍通阳除痹，生姜、大枣调和营卫，共成温阳行痹之效。余自习中医外科之初，上至《刘涓子鬼遗方》，下至近代诸大家之著作搜罗殆尽，正宗派、全生派、心得派著作更是三致其意焉。然按方治皮肤瘙痒性疾病十不全一，遂再读经典，用黄芪桂枝五物汤治初发寒冷性荨麻疹，效果尚可。

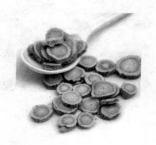
黄 芪

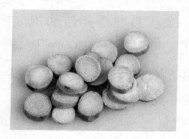
白 芍

典型病例：余友，每于遇冷风、入冷水则全身泛发性风团，此起彼伏，剧烈瘙痒已1个月余，自觉形寒畏冷，西药氯雷他定、西替利嗪俱已服用，可控制症状，但停药不久即复发，为求根治，转中医药治疗。余细思之，取《灵枢·邪气脏腑病形》"阴阳形气俱不足，勿取以针，而调以甘药"之意，疏黄芪桂枝五物汤原方，5剂竟痊愈，实属意料之外！但此方用于久病患者疗效不佳，近拜读李寅先生《温法纵横》一书似有所悟，未证之于临床，不敢妄言。

 案十四：尿频、尿急、尿不尽伴早泄（半夏厚朴汤合甘姜苓术汤加味）

《金匮要略》曰："妇人咽中如有炙脔，半夏厚朴汤主之。"本病俗称"梅核气"，多由七情郁结，气机不畅，气滞痰凝所致。方中用半夏、厚朴、生姜辛以散结，苦以降逆；佐以茯苓利饮化痰；紫苏叶芳香宣气解郁，合而用之使气顺则痰消，诸证可除。如今社会变迁，妇女能顶"绝大半边天"，社会地位显著提高，男子却迫于强大竞争压力，肝气郁结、气滞痰凝、疏泄失常致罹患前列腺炎者日益增多，余师《金匮》意，用半夏厚朴汤加味治疗效果尚可，不揣鄙陋，与同道商榷。

曾治某男，32岁，尿频、尿急、尿不尽伴早泄反复5年。患者自诉缘于5年前无明显诱因出现尿频，一上午可达十余次，尿量少但尿急，余沥不尽，腰酸冷痛不适，劳累后加重，早泄，接触即射精，纳呆，神情抑郁，心悸心烦，舌淡苔白微腻，余无殊。师仲圣半夏厚朴汤合甘姜苓术汤加味。

处方：法半夏18g　　厚　朴9g　　茯　苓12g　　生　姜15g
　　　紫苏叶6g　　炮　姜12g　　白　术9g　　苍　术9g
　　　桂　枝9g　　白　芍9g　　陈　皮9g　　炙甘草6g

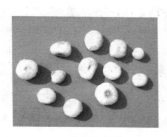
☯半 夏

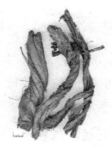
☯紫 苏

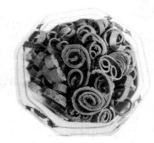
☯厚 朴

服药15剂后诸症好转，夫妻生活能持续4～5分钟，唯尚有滴尿不尽感。上方去苍术、桂枝、白芍，加炒莱菔子9g，炒白芥子9g，紫苏子9g，再服15剂愈。

仲圣曰："病痰饮者，当以温药和之。"此之谓也！

 案十五：腹胀（厚朴生姜半夏甘草人参汤）

《伤寒论·辨太阳病脉证并治》曰："发汗后，腹胀满者，厚朴生姜半夏甘草人参汤主之。"余曾用此方7剂，治愈一妇人，诉吃半个馒头即腹胀难忍，愈后胃口大增，越月余竟来我诊室要求减肥云云。

前年一妇因腹胀、白带增多来治，初以为妇科疾病，用当归芍药散自忖必效，然病人复诊仅稍好转，再细询病人乃知其整个腹部胀满不适，且大便秘结，十余日一行。疏厚朴生姜半夏甘草人参汤加生大黄

9g，服至4剂，突然腹部剧痛，泻下柏油样稀便甚多而愈。

愿业医者以我为鉴，万不能先入为主，问诊应不厌详，细心辨证才不致谬误。仲圣批评过"省疾问病，务在口给，相对斯须，便处汤药。按寸不及尺，握手不及足；人迎、趺阳，三部不参；动数发息，不满五十。短期未知决诊，九候曾无仿佛：明堂阙庭，尽不见察，所谓窥管而已。夫欲视死别生，实为难矣。"当常须志此，勿谓不然！

案十六：小腹隐痛伴腰痛（当归芍药散合甘姜苓术汤）

前不久有姐妹俩，俱因小腹部隐痛伴腰痛来我诊室求治，余按《金匮》"妇人腹中诸疾痛，当归芍药散主之"所云，俱疏当归芍药散合甘姜苓术汤。因姐姐多一尿频症状，故将干姜易以炮姜（乃合《金匮》甘草干姜汤之意），随访疗效俱佳。

案十七：急性肠梗阻（小承气汤合八珍汤）

余一至亲，74岁高龄时曾患急性肠梗阻，腹满痛，烦不解，谵语，十余日不大便，原本应用大承气汤，末学胆小，拟先用小承气汤和之以观腹中转气否。下午5时服下汤药，至次日清晨3时下燥屎5枚，腹痛、心烦、谵语遂愈，证入坦途，唯神疲乏力、颜面苍白，转方用八珍汤加减，补养气血而愈。

案十八：顽固性失眠（半夏泻心汤）

前不久，治一顽固性失眠患者，迭经中、西医诊治，效不显（据其所云，服"地西泮片"无效；服"氯硝西泮片"可浅睡眠，然多梦纷纭），因询知其胃脘痞胀，余无殊，遂与半夏泻心汤原方。

国庆节后复诊道胃脘痞胀愈，服至第3剂眠安。因中秋、国庆前后应酬通宵达旦，略有反复。疏上方5剂，嘱子时前必须就寝。

案十九：皮肤瘙痒症

某男，46岁，冬季双下肢皮肤瘙痒反复11年。患者自诉，缘于11年前无明显诱因出现全身皮肤瘙痒，搔抓后患处可见散在约绿豆大小丘疹，经治疗后症状缓解（具体用药不详），患处逐渐漫至双下肢，未能根治。来诊室求治，症见：每年冬季双下肢遇热则皮肤剧烈瘙痒，搔抓后患处可见散在性丘疹，搔抓出血则症状逐渐缓解、丘疹消失。双下肢皮肤见散在抓痕、破溃、痂皮。余无殊。诊断为皮肤瘙痒症，须与胆碱能性荨麻疹鉴别。

处方：生大黄12g	黄 芩6g	黄 连6g	枳 壳12g
牡丹皮12g	小 蓟12g	大 蓟12g	

3剂，水煎服。经反馈知，一剂即效。

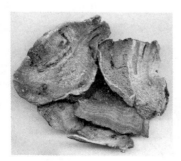

太极 大 黄

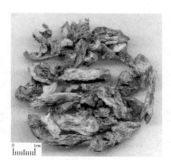

太极 黄 芩

中医传薪录
华夏中医拾珍 第一辑

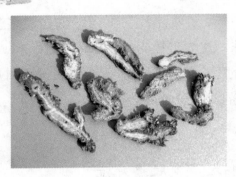

黄　连

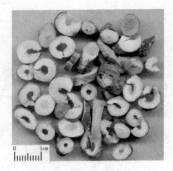

牡丹皮

［徐海波（励杏老人）］

杏林一翁验案六则

案一：乳腺增生案

某妇，47岁，某单位会计，患乳腺增生数载，延中医诊治，病情反复。近发病，随友来余处求治。

此证大都由肝气郁结，久而气血皆郁而成，查双乳内各有结节如桃核数枚，触痛，热肿。

治当解郁散结、活血解毒为主。

处方：橘　核20g　　荔枝核20g　　郁　金15g　　三　棱10g

莪　术10g　　半枝莲30g　　当　归15g　　赤　芍15g

牡丹皮15g　　黄　芪15g　　甘　草10g

上药水泡半小时，煎服。每日1剂，分3次服，药渣敷患处，7剂。3天后痛止，结缩。效不更方，去半枝莲、赤芍，加白术10g，茯苓20g，续服7剂。三诊，已无不适，时而胀，与逍遥丸续服收功。

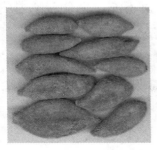
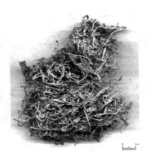
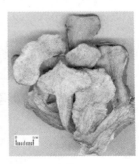

郁　金　　　　　半枝莲　　　　　白　术

案二：室女闭经案

高某，女，22岁，闭经年余，先医或投桃红，或温经……效罔！此女体胖，失眠，小便多而清长，问其原由，乃因失恋引起，舌淡苔腻，脉细滑，其体素阳虚阴盛，又因心情不畅，气郁久而痰瘀生，当先调理阴阳，以化痰瘀，不可通，以补益为先。

处方：肉桂(后下)6g　党　参10g　炒白术10g　茯　苓15g
　　　茯　神15g　川续断15g　巴戟天(去心)15g　淫羊藿20g
　　　山药(微炒)30g　香　附10g　枳　壳(炒)10g　当　归15g
　　　黄　芪10g　炙甘草10g

7剂，水煎服，每日1剂，分3次服用，炒生姜、山楂为引。

复诊，失眠已稍愈，舌淡苔薄白，脉数尺弱。

处方：桂　枝10g　党　参10g　炒白术15g　茯　苓20g
　　　川续断15g　巴戟天15g　淫羊藿20g　山　药30g
　　　郁　金10g　当　归20g　黄　芪15g　炙甘草10g

炒山楂、生姜为引，7剂。

三诊，月经未至，苔脉近常，其虽体胖，然血不充，四物汤合桂苓术甘汤加川续断、巴戟天、党参、黄芪续服，至经来。

四诊，服5日后经来，血淡量少，3日尽，血阳皆虚，故按方续服。

又至25剂时月事至，血量正常，曰心烦，乳微胀。

处方：香　附10g　　川楝子(炒)10g　　木　香10g　　红　花6g
　　　茜　草15g　　黄　芪15g　　郁　金10g　　当　归20g
　　　生地黄20g　　炒山楂30g　　白　术10g　　茯　苓15g
　　　甘　草10g

每月经至日前3天服3剂。终愈。

 案三：头痛案

某男，41岁，某单位领导，头痛年余，经中西医诊治，时愈时发，近甚，血压143/92mmHg。头涨痛为主，其人体胖，气短，喉中有痰音，舌暗，苔腻稍黄，脉滑数，寸脉尤盛。此乃气虚生痰，痰逆上冲头部所致，舌暗乃痰性滞而引起气血瘀结。

治当益气化痰，降浊升清，活血止痛。

处方：黄　芪10g　　党　参10g　　生赭石30g　　牛　膝30g
　　　川　芎30g　　葛　根30g　　法半夏10g　　胆南星10g
　　　赤　芍10g　　全淡蝎15g　　白　术15g　　茯　苓15g
　　　甘　草6g

生姜3～5片为引，7剂。

水煎服，每日1剂，分3次服用。

复诊，3日后头痛渐渐若失，今已无不适感觉，甚欣。舌依然暗，苔薄黄，脉稍定，寸部稍滑，参苓术甘汤加葛根、川芎、法半夏、牛膝，7剂收功。

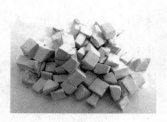
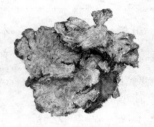
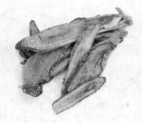

葛　根　　　　　　　川　芎　　　　　　　牛　膝

 案四：高血压救误案

某妇，63岁，素有高血压病，近病发，寻某中医诊治，但出现头晕乏力，泄泻腹胀，水食不进。友请余诊治，其舌淡苔腻，脉滑且无力，观其前方，无非夏枯草、龙胆之类，寒寒之误也！测其血压198/109mmHg，人倦困甚，面黄，气短，益气实脾，祛湿温阳。

处方：党　参10g	黄　芪15g	白　术15g	茯　苓20g
桂　枝10g	泽　泻15g	川牛膝30g	龙　骨50g
甘草梢10g			

水煎服，每日1剂，分3次服。

7日后复诊，诸症若失，与友同行而来，血压降至148/89mmHg，舌苔依然，脉较濡，归脾丸收功！

为何前医用大队所谓降压消火之中药无效而变危证呢？当是中药西用之误，不知中药，不辨证施治，没有以中医理论指导运用，已非传统意义之中药了！幸及时辨证施治以救，否则变生危证矣！

案五：痛风案

一妇，43岁，患痛风7年余，曾住院经中西医药诊治多次，病情反复。由其子及丈夫扶来本处求治。诊见双足肿大，各小关节结石块突显，痛容甚怜，面黄肿，舌嫩苔腻黄，双脉皆滑而濡，益气祛湿，化石通络止痛。

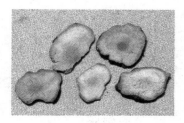

🔰 土茯苓

处方：	土茯苓60g	金钱草30g	车前草30g	黄 芪15g
	党 参10g	白 术10g	薏苡仁30g	白 芍30g
	川牛膝30g	甘草梢10g		

水煎服，每日1剂，分3次服用。

另西药吡罗昔康（炎痛喜康）片早晚口服1片。

7日复诊，曰服药3日后诸症渐消，能自己走来复诊。原方去白芍，加山药，又7剂。停服西药。

三诊，病若失，以归脾丸善后。嘱禁食酒、鱼、虾等发物，以杜绝复发。

 案六：嗜睡验案

程某，男，39岁，教师，体胖，嗜睡3个月，起初只要天稍黑即昏然欲睡，近白天依然昏沉似眠，住院查无果，治疗后症状却更加重。早已不讲课了，其妻曰讲台上讲着讲着竟昏睡，鼾声四起而不知……前医以化痰开窍之剂效亦罔，查其舌胖白，脉细沉。其气阳不足，阴气内生，阳虚阴胜，故嗜睡而昏昏然，当益气振阳，其症自除。

处方：全白人参1支　　制附子15g　　干　姜30g　　半　夏10g
白　术15g　　炙甘草10g

水煎温服，7剂。

复诊，精神稍好，白天已不嗜睡，晚上依然早睡晚起，舌依然淡白，脉较以前有力，药证相应，人参易黄芪15g，制附子改为10g，去半夏，加郁金15g，续服7剂。

三诊，其妻未陪同来取药，曰病若失，其体胖，素阳气虚弱也！上方加泽泻、山楂，10剂量为末，黄酒送服，每日3次，每次约6g。共服3个月余，加上其遵医嘱晨起跑步，体重降近10kg，嗜睡亦获愈！

人　参

［王军（杏林一翁）］

老年病治验二则

老年病案一

梁某，男，75岁。本县洪相乡成村人。

年高中运失司，湿滞痰阻，曾小发"中风"经治未留偏废。唯纳呆嗳气，时伴呕吐，大便数日一行，用诸般西药助消化、助动力剂无济，无奈求之中医。兼有乏力倦怠，下肢轻度水肿。舌淡苔白略厚，脉弦。

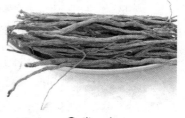

☯ 党　参

处方：党　参15g　　茯　苓15g　　制半夏6g　　　砂仁（后下）6g

川厚朴6g　　枳　壳6g　　赭石（包煎）24g　　乌　梅6g

干　姜3g　　莲　子12g　　节菖蒲6g　　　焦神曲9g

柿蒂（引）2枚

2剂，水煎服。

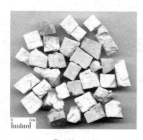

☯ 茯　苓

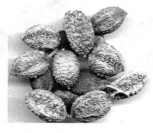

☯ 砂　仁

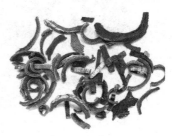

☯ 厚　朴

二诊：药后嗳减、呕止、纳振。上方党参改20g，余不改更，5剂，水煎服。

近询：上方共服8剂，嗳、呕止，肿胀去，大便日一行，食欲振，精神复。嘱慎饮食。

老年病案二

何某，男，退休教师。

患者年过花甲，且逾八八之岁，耳鸣耳聋经年。今春来诊，曾予补肾益精之品见效，益证精亏气衰，效不更法。

处方：枸杞子10g　　菊　花10g　　熟地黄24g　　山茱萸12g
　　　山　药12g　　茯　苓10g　　泽　泻10g　　牡丹皮10g
　　　九节菖蒲6g　　荷　叶6g　　灵磁石（打碎先煎30分钟）24g
　　　柴　胡5g　　　五味子5g　　黄　芪6g　　　陈　皮6g
　　　焦神曲10g

6剂，每日1剂，水煎服。

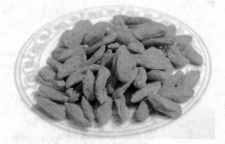

🔹 枸杞子

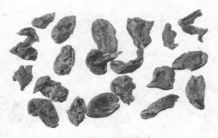

🔹 山茱萸

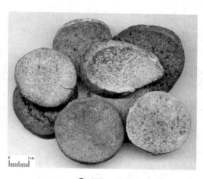

泽 泻

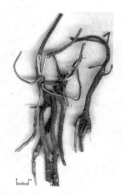

柴 胡

　　肾开窍于耳，肾精气足则耳聪，不足则脑转耳鸣，为《内经》之明训。方用杞菊地黄汤为基，加灵磁石镇潜虚阳，九节菖蒲化浊开窍，荷叶升清降浊，柴胡、五味子一散一收，撩拨机枢，黄芪、陈皮、焦神曲益气悦脾，合奏治鸣开聋之功。

[石宝宝（却波渔翁）]

小儿外感案

李某，男，5岁，2012年10月21日来诊。

其母代诉：近几天因感冒咳嗽，输液2天无效，来诊。

观其鼻流清涕，闻其声音略嘶哑，询得尿黄、大便干，见舌边尖红、苔白，脉象浮数。

余曰：此乃风寒犯肺，已入里化热。

处方：桔　梗5g	牛蒡子5g	淡豆豉5g	金银花5g
连　翘5g	芦　根20g	薄　荷3g	石　膏10g
荆　芥5g	防　风5g	川贝母5g	鱼腥草10g
甘　草3g			

4剂。嘱其水煎15分钟，温服，每日3次，每次1小杯。

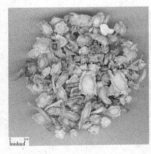
桔　梗

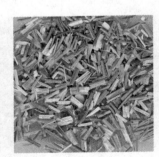
荆　芥

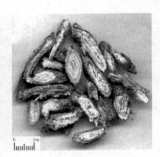
防　风

今早复诊曰：已无流涕、咳嗽，声音已无嘶哑。嘱其再进2剂，欣然而归。

［翟社锋（浥晨123）］

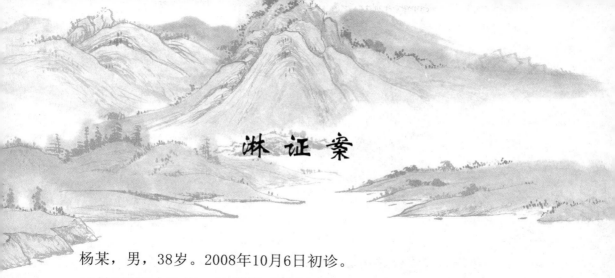

淋证案

杨某，男，38岁。2008年10月6日初诊。

10月2日因食狗肉，次日即感排尿疼痛，隐忍2天，昨日又食几块狗肉，自感难受来诊。排除不洁性生活史。

刻下：排尿时龟头段尿道处痛热，尿色正常。舌苔如常。右脉寸浮稍洪。

化验尿液：红细胞（++）。

此为进食辛热发物，蕴生内热，伤于尿络，诊为淋证。

治当清热通淋止血法：小蓟饮子合当归川贝母苦参丸主之。

> 处方：小　蓟15g　　藕节炭10g　　生蒲黄10g　　鱼腥草20g
> 　　　　栀　子15g　　当　归30g　　川贝母10g　　苦　参10g
> 　　　　荆　芥6g　　　生甘草10g

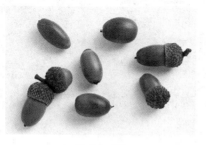

🌀 栀 子

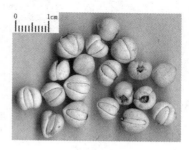

🌀 川贝母

3剂。清淡饮食，未再复诊。

过几日，本院一中药师患同证，即予前方，一煎愈半，2剂治愈。

[中医心]

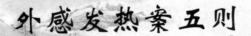

外感发热案五则

急性热病主要指外感热病。现收集临床部分验案录之如下。

 外感发热案一

王某，女，23岁。2008年1月1日晚诊。

发热恶寒，鼻塞流清涕，咳嗽无痰，咽干渴饮，二便调。舌淡红，苔薄黄，脉浮弦。查体温38.8℃。

诊断：感冒（风热外袭）。

治则：辛凉解表，疏风清热。

处方：桑　叶10g　　菊　花10g　　桔　梗10g　　连　翘20g
　　　鱼腥草30g　　大青叶30g　　芦　根30g　　前　胡10g
　　　百　部10g　　辛　夷10g　　苍耳子10g　　鹅不食草10g
　　　白　芷9g　　杏　仁10g　　石　膏20g　　甘　草3g
　　　薄荷（后下）10g

3剂。当晚服药后3小时汗出热退。次日查体温正常。药尽病愈。

 外感发热案二

孙某，男，6岁。2008年5月24日。

发热头痛，鼻塞，流黄稠涕，咽痛，舌尖红，苔黄，脉浮数。查体温38.7℃。

诊断：感冒（风热外袭）。

治则：辛凉解表，疏风清热。

处方：桑　叶8g	菊　花8g	桔　梗8g	连　翘15g
金银花15g	杏　仁7g	薄荷(后下)6g	辛　夷8g
鱼腥草20g	芦　根20g	黄　芩8g	甘　草3g
大青叶20g	苍耳子8g		

2剂。药后1个半小时查体温正常，诸症大减，2剂愈。

 外感发热案三

赵某，男，21岁。2009年1月7日。

发热恶寒，头痛，鼻塞流清涕，恶心，纳可，二便调。

诊断：感冒（外感风热，夹有温邪）。

治疗：疏风清热，解表化温。

处方：苍耳子10g	荆　芥9g	薄荷(后下)9g	杏　仁10g
薏苡仁20g	半　夏10g	板蓝根20g	陈　皮10g
白豆蔻10g	茯　苓15g	前　胡10g	桔　梗10g
大青叶30g	甘　草3g	生　姜1片	

3剂。当晚药后3小时汗出，次日清晨6时查体温正常。

外感发热案四

谢某，女，5岁。2009年1月27日晨。

发热伴轻度咳嗽，舌尖红，苔白腻，脉浮数。查体温38.5℃。

诊断：感冒（感受风热，夹有湿邪）。

治则：解表宣肺，清热化湿。

处方：荆　芥10g　　前　胡6g　　桔　梗6g　　百　部6g
　　　紫　菀6g　　苍　术6g　　陈　皮6g　　半　夏6g
　　　茯　苓8g　　黄　芩4g　　甘　草3g　　生　姜1片
　　　大青叶15g　板蓝根15g　薄荷（后下）6g

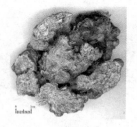
　苍　术

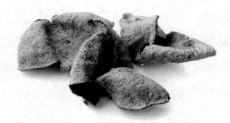
　陈　皮

3剂。疗效：药后1小时体温降至正常，上症几愈。

 外感发热案五

王某，男，47岁。2009年3月1日。

发热恶寒3天。患者3天前突然发热恶寒，肌内注射林可霉素、安痛定、利巴韦林（病毒唑）治疗3天，症状有所加重，现仍恶寒发热（38.3℃），脑鸣，咽干，咳嗽痰少，汗出，全身酸楚，倦怠乏力，二便调。改服中药，舌尖红苔白腻，脉细数。

诊断：感冒（气虚外感）。

治则：益气解表，清热化湿。

处方：黄　芪10g　　白　术10g　　防　风10g　　荆　芥9g
　　　薄荷(后下)9g　杏　仁10g　　薏苡仁20g　　豆　蔻9g
　　　茯　苓15g　　前　胡10g　　桔　梗10g　　桑　叶10g
　　　菊　花10g　　芦　根20g　　大青叶30g　　板蓝根30g
　　　甘　草3g

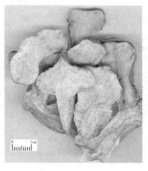
🅒白　术

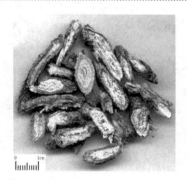
🅒防　风

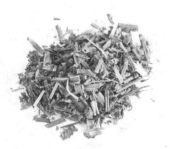
🅒薄　荷

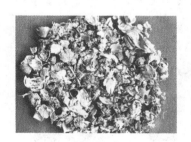
🅒豆　蔻

3剂。药后3小时汗出热退，3剂而愈。

[孙明辉]

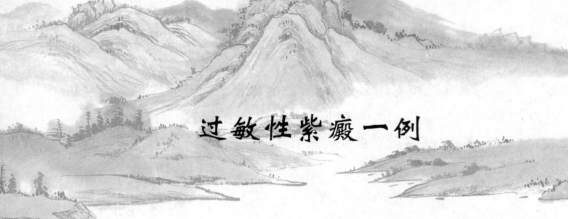

过敏性紫癜一例

李某，男，60岁。皮下紫癜1个月。

病人1个月前因吃海鲜后，逐渐出现了四肢散在的紫癜，有时腹痛隐隐，化验血常规均正常，被诊断为过敏性紫癜，西医治疗1周，效果不显，时好时坏，病人平素咽干潮热，腰酸，当月更为明显，3天前，因子女惹其生气后，紫癜迅速增多，伴胸闷，善太息，头痛且胀，舌红苔黄，脉弦数。

诊断：过敏性紫癜，葡萄疫（阴虚火旺，肝郁化火）。

处方：生地黄30g	白　芍30g	枸杞子20g	墨旱莲30g
连　翘20g	柴　胡15g	桑　叶30g	紫　草30g
水牛角30g	仙鹤草70g	地榆炭20g	

2天后紫癜明显变淡，1周全部消失。

病人年逾6旬，肝肾不足，阴虚生内热，加上食用助热之海鲜，使火热更旺，耗阴伤络，脉络受损则血溢脉外，发生紫癜，后又因情绪激动，

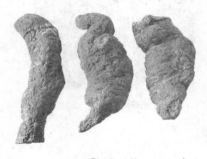

🔮 地　黄

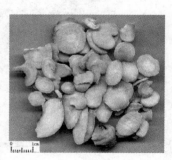

🔮 白　芍

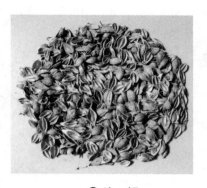

😊 连　翘

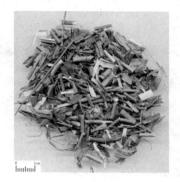

😊 柴　胡

肝郁化火，使火热更加旺盛，故而症状明显加重。咽干、潮热、腰酸属阴虚火旺，故加生地黄、墨旱莲养阴凉血清虚热；皮下出血属血管破裂所致，脉管为肝所主，肝又藏血，病人生气后肝郁化火，肝阴耗伤更重，肝不藏血、脉络失和则血管破裂，血溢脉外，桑叶既能清皮下之热，又能润肝络止血，再加枸杞子、白芍等养肝柔肝之品恰中病机。这几味药为治疗该病起到了决定性的作用。柴胡疏肝解郁、调畅气机，紫草、连翘、水牛角凉血解毒消斑，仙鹤草、地榆炭止血。病人症状虚实夹杂，但能对证治疗，故收效显著。此病从肝论治的情况很少，教科书上未提及过，但该病人乃因肝损而引起肝不藏血，脉络受损，不得不从此处下手。另一妙处是桑叶的运用，它为笔者的专用药，对于虚火、实火均效果明显。

　　此病有内出血的可能，也可能引起肾损伤，后果不堪设想，必须快速治愈，故方药剂量比较重。

［汪庆安（绿衣）］

血管神经性头痛一例

王某，女，24岁。

主诉：左侧头痛时轻时重4年。

患者4年前无明显诱因多次出现左侧颞部钝痛，甚至有针刺感，或伴恶心呕吐，每次持续数小时或数天，后经CT、脑电图等检查无异常，脑多普勒示左侧大脑前动脉、大脑后动脉血流速度偏低，考虑与血管痉挛有关，被诊为血管神经性头痛，服氟桂利嗪（西比灵）、卡马西平效果不显著。近日症状持续较久，遂来门诊求治。现病人左侧头部钝痛，余无所苦，舌苔白腻，脉细涩。

诊断：头痛（风痰瘀阻），血管神经性头痛。

处方：	川 芎20g	蔓荆子20g	白 芷15g	细 辛10g
	蝉 蜕15g	蜈 蚣2g	全 蝎4g	白僵蚕15g
	地 龙20g	土鳖虫20g	当 归20g	石菖蒲15g
	葛 根40g	甘 草15g		

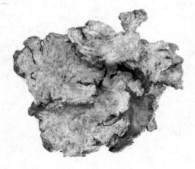

🐾 川 芎

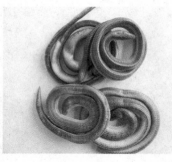

🐾 地 龙

2剂痛减，4剂疼痛消失，继服7剂巩固治疗，至今2年，未复发。

方中川芎、蔓荆子、白芷、细辛、蝉蜕息外风，蜈蚣、全蝎、白僵蚕息内风，石菖蒲、白僵蚕化痰，地龙、土鳖虫、当归通络祛瘀，葛根升清阳、扩张脑动脉，石菖蒲开窍，甘草调和诸药，细辛又能止痛治其标。

按语：时发时止谓之风，故首重祛头风，舌脉属痰瘀，但因久病，此痰瘀必胶结不易祛，故以虫药搜剔。笔者以此方愈病无数，方中每味药均为精选，所以效果极好。但在笔者治疗疾病时，有部分病人用药后2～4天可能会出现头痛加重，此为药效所致，正所谓痛则不通，通则不痛，气血攻窜瘀阻之象。

[汪庆安（绿衣）]

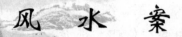

风 水 案

刘某，男，69岁。寿光市营里人，2009年4月4日就诊。

患者5天前感冒发热在当地医院就诊，输液具体药物不详；后发热退，仍咳嗽，眼皮及上半身水肿；求治于余。

症见：眼皮及上半身水肿、咳嗽，吐水泡样痰，舌质水滑，苔白腻，脉象浮弦紧。

查体：血压120 / 80mmHg，心率78次 / 分，双肺呼吸音粗，闻及少量啰音，心（一），肝脾未触及，腹软，二便可；余（一）。

辨证：风水。

治疗：宣肺利水。

方药：麻黄附子细辛汤合五苓散。

处方：麻　黄15g	附子 (先煎40分钟) 30g	细　辛12g
猪　苓15g	泽　泻15g	桂　枝20g
白　术15g	杏　仁20g	荆芥 (后下) 10g
防　风15g		

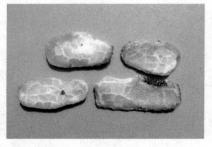

附子

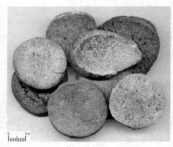

泽 泻

3剂。

二诊：2009年4月8日，复查患者服药后微微出汗，咳嗽若失，水肿症状消失；感到全身困重，四肢疼痛，脉象沉缓，舌质淡红，苔腻。

乃邪去正未复之候，拟方黄芪桂枝五物汤加减善后。

处方：黄　芪30g	桂　枝15g	白　芍15g	当　归20g
干　姜15g	羌　活10g	独　活10g	云茯苓15g
川　芎6g	甘　草10g		

3剂，水煎服，生姜引。

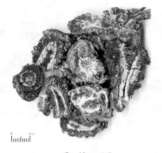
❀ 羌 活

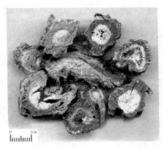
❀ 独 活

按：本证乃风寒表证误治，邪传膀胱气化不利，水液代谢不利，泛溢肌肤而形成水肿、咳嗽，故用麻、附、辛开太阳、开太阴，使邪有出路；五苓散理膀胱，膀胱气化有力，因此疗效很好；至于服药后困重乃邪去正未复，故以黄芪桂枝五物汤补气建中。

后电话随访，患者服完药后康复。

［张悬壶（sglm120）］

胃胀、干呕案

2009年11月6日上午10点多，邓州市穰东镇翟庄村杨某，在家人的搀扶下来到笔者的诊室，时见面容憔悴、脸色黯黄、弯腰垂肩，一副有气无力的样子。家属代言：患者病多日，近几天复增恶心、干呕、胃脘痞满，强食则食入即哕，已2日不进饮食。

按脉沉弱无力，苔微腻略黄，四诊合参辨为寒热错杂、虚实夹杂证；细思：患者久病体弱，不耐药力，过用热药，寒热格拒，过寒败胃，过补中焦壅塞。故拟半夏泻心汤寒热并用，加减变化：干姜5g，黄连3g，黄芩5g，党参5g。另嘱：生姜去皮，捣碎滤汁，每服10ml。

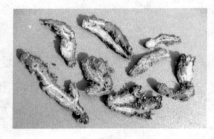
黄　连

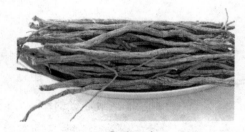
党　参

药抓好后患者拎起一剂，看看量少，满腹疑虑地说：其他医生都是大包成堆的药，这点药？！……患者欲言又止。我说：对症一口汤，不对症一箩筐。尽管放心回家吃药去吧。

约3日，患者丈夫回复：效果奇佳。呕哕止，胃口开，精神爽，已能进食矣。

[吴生雄（zhongyibaobei）]

活血化瘀治血崩案

某女，28岁，本村人。流产后血崩。白天无事，一到夜里就出血，哗哗地流，卫生纸扔了一地。病情已持续1个月。在县医院又做了清宫、输血、输血小板、输止血药和抗生素半个月，不见效。于是又转到妇幼保健院，检查说子宫正常，还是输血输液，仍未见效。

目前病人已出院，靠喝参汤维持，已奄奄一息，卧床待毙。

问诊说肚子痛，一痛就出血，出了血就不痛了。又问有血块没有？说有血块，但不多。

> 处方：小茴香(炒)7粒　　干姜(炒)1g　　延胡索3g　　制没药6g
>
> 　　　当　归9g　　　　川　芎6g　　　肉桂3g　　　赤　芍6g
>
> 　　　生蒲黄9g　　　　五灵脂(炒)6g

3剂。每日1剂，早晚饭前吃。该炒的一定要炒，生蒲黄要用布包，肉桂要同煎，茴香只用7粒。

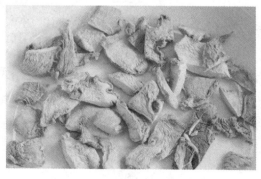

❷ 干姜

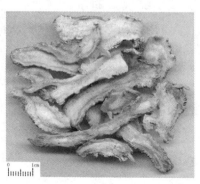

❷ 当归

喝完药当天夜里出血减少一半，3剂后就一点也不出了。又吃了3剂巩固，6剂后停药。吃乌鸡白凤丸、归脾丸各两盒补身体善后。此后2年多，再未复发。

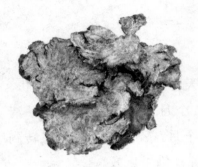

🔘 川 芎

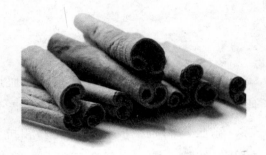

🔘 肉 桂

这是一例瘀血导致的出血。不活血化瘀，单纯补血，单纯止血，病必不除。临床上因血崩而死的不在少数，有不少是到死也不敢用一点点的活血化瘀药。

活血化瘀为什么能治出血呢？不少名家都有验案。可现在的中医有意无意之中受西医影响太深，所以出血病人到了中医那儿大部分也是补血止血。病人求西医无效，求中医也无效，只能束手待毙了。其

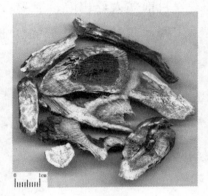

🔘 赤 芍

实就是20块钱的事。《黄帝内经》里有句话叫"微者逆之，甚者从之"。意思是轻微的、小的毛病要逆，就像轻微的呕吐用止吐药。严重的、厉害的毛病要从之，就像呕吐厉害的就要用吐法，要帮助病人吐出来。

用活血化瘀的中药，把瘀血化开，自然就不出血了。不少人报道水蛭治脑出血效果好，原因就在这里。

当然了，出血的原因还有其他情况，但要时刻存一个活血化瘀的概念在心中。

[张占军（绞尽脑汁）]

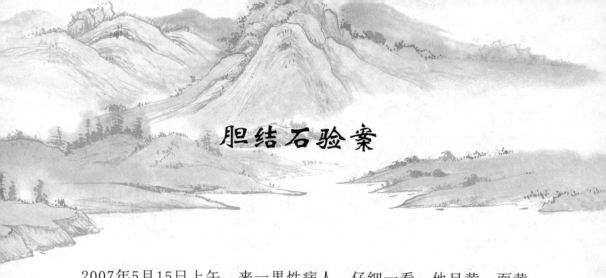

胆结石验案

　　2007年5月15日上午，来一男性病人，仔细一看，他目黄、面黄、皮肤黄，但形体壮实，精神尚可。患者姓巨，30岁。主诉：右上腹疼痛5天，伴目黄、尿黄、皮肤黄1天多。5天前出现右上腹肋沿下疼痛。2天前于某中医院B超检查显示"胆总管结石"，医生要求住院手术治疗，但患者未同意。1天前继发出现目黄、尿黄、皮肤黄，但疼痛反而不明显，且无发热、呕恶、厌油、乏力等兼症。

　　刻诊：诸症如前。右上腹时有隐痛，口苦，饮食和大便如常。右上腹肋沿下重按时有疼痛，但无肌紧张及反跳痛。舌苔白厚，脉弦而实。问其B超检查报告结论结石究竟有多大？患者回答说约0.6cm大。要求中药治疗，不做手术。

　　根据上述情况分析：一是原有右上腹痛，但现已不明显，局部腹壁无肌紧张及反跳痛，且无发热，说明病变部位无化脓性感染等严重炎症；二是结石直径不是很大，虽已形成梗阻性黄疸，但无发热、呕恶等症状出现，说明没有继发性感染；三是患者身体壮实，乐意服中药。因而认为用中药治疗是有把握的。但向患者明确指出，治疗过程中若出现剧烈疼痛、黄疸进行性加深、发热、呕吐等变症时应立即住院手术治疗。

　　辨证：湿热蕴结胆腑胆道，瘀热湿互结。

　　治法：清热利胆，化瘀利湿，排石退黄。用自拟茵陈赤虎汤。

处方：茵　陈30g　　　栀　子15g　　赤　芍50g　　　虎　杖15g

　　　郁　金30g　　　柴　胡15g　　王不留行20g　威灵仙30g

　　　鸡内金30g　　　黄　芩15g　　大　黄15g　　　金钱草60g

　　　海金沙(布包)30g　玉米须30g　石见穿20g　　　甘　草6g

　　　薏苡仁30g

3剂，每日1剂，水煎，分3次服。忌食油腻及辛辣刺激之品。

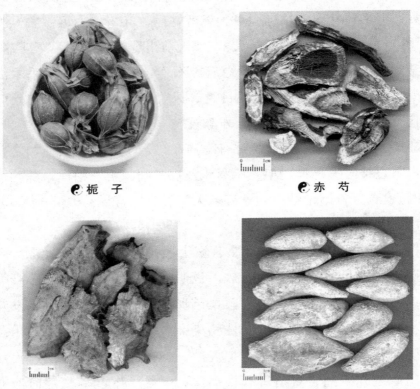

☯ 栀　子　　　　　　　　　　☯ 赤　芍

☯ 虎　杖　　　　　　　　　　☯ 郁　金

　　5月19日复诊：已无明显目黄、皮肤黄。除大便稀溏外余无不适。原方大黄减为10g并酒制，续服3剂。

　　5月25日B超检查胆总管未见结石影像，免去了手术之苦。6剂中药，总计医药费用（含B超）不到150元。

　　当然，如是直径超过1cm以上的较大结石梗阻于胆总管，黄疸进行性加深，或伴有胆总管严重感染者，还是手术治疗为妥。

[罗碧贵（仁心妙手）]

攻补兼施治不孕

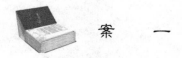

案　一

　　妇人不孕，多有虚实夹杂。实则多为气血不通。虚则多为脾肾不足。根据月经周期调理，攻补兼施多能获效。现举一例在三诊后怀孕。供读者参考。

　　陈某，女，34岁。

　　一诊：不孕4年，月经不调，行经腹痛，经色瘀暗，脸色偏暗，纳可，二便无异，本次已有2个月无行经，疲乏，腰酸，舌淡苔白，脉细。气血瘀阻，脾肾两虚。先调其经。

处方：柴　胡12g	赤　芍9g	白　芍9g	枳　实9g
炙甘草9g	香　附9g	蒲黄(包煎)9g	五灵脂9g
小茴香6g	泽　兰12g	党　参15g	

　　5剂，每日1剂。

　　二诊：服药后月经来潮，下血块，伴少腹不舒，疲乏，腰酸，舌淡苔白，脉细。补脾肾，调气血。

处方：熟地黄15g　　丹　参15g　　白　芍12g　　当　归12g
　　　柴　胡12g　　茯　苓15g　　白　术15g　　菟丝子30g
　　　紫石英15g　　党　参15g　　炙甘草9g　　陈　皮6g

5剂，每日1剂。

三诊：无明显不舒服，舌脉如前。补脾肾气血。

处方：熟地黄15g　　当　归12g　　白　芍12g　　川　芎9g
　　　菟丝子30g　　党　参15g　　白　术15g　　仙　茅6g
　　　淫羊藿9g　　炙甘草9g　　陈　皮6g

5剂，每日1剂。

病人在这一月经周期怀孕。

种子必先调经，此妇气血不通而经不顺，不得孕也。首以四逆散合失笑散加味，药行老板曾问起可否五灵脂和党参同用。笔者认为无忧也。药后经行，以补脾肾气血为主，促排卵，助孕，黑逍遥散、四物汤为基础方，重用补肾药（菟丝子30g）。菟丝子治人无子，常重用。

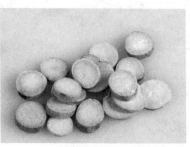

🌀白　芍

本例以通活为先（经前），继而补中兼理（经后），然后以补而温通（排卵期）收功。攻补兼施，治不孕效佳。

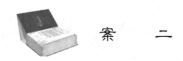
案　　二

2个月前笔者回国开会，临走前看一病人，是不孕症，只有一诊，见效。

林某，女，28岁，曾生一女，已4岁。生育后一直月经推迟（8～15天）。不能生育，近年来体重增加，肥胖，无明显不舒服，舌淡苔白，脉沉细。辨证属气血不足，痰湿阻络。治以调经为先，然后种子。攻补兼施。处两方如下。

调经方：当 归9g	赤 芍9g	川 芎9g	白 术15g
茯 苓15g	桂 枝9g	香 附9g	苍 术6g
陈 皮6g	法半夏9g	丹参15g	益母草15g

7剂，每日1剂，月经来潮继服。

种子方：当 归9g	赤 芍9g	白 芍9g	川 芎9g
桂 枝9g	白 术15g	党 参15g	沙苑子30g
仙 茅9g	淫羊藿9g	补骨脂9g	紫石英15g
炙甘草6g			

7剂，每日1剂，经尽后服。

上周病人来复诊，谓服药后月经来潮，再服种子方。本月又月经过期十几天，再来诊。问："是否做过妊娠试验？"她说："已做过，阴性。"

诊其脉有滑象。再次验尿。妊娠试验（＋）。

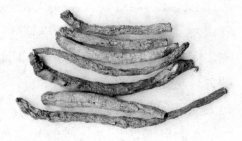

　仙 茅

［黄欢（Huangh）］

中医治疗顽固性便秘

某女，25岁，白领。

反复发作便秘1年。

患病期间，患者服过西药、中药以及减肥药，也用过饮食疗法，比如多吃蔬菜等，可是效果不好，便秘依旧。询问其工作是否久坐或压力大，患者否认。近1个月来症状加重，患者自服番泻叶，可以起到一点作用，但是上厕所还是感觉努之不下，很是痛苦。自诉曾经有过胃痛病史。现手脚冰凉，发冷，经行有血块，大便时腹胀不舒，干硬不下，舌质淡，脉沉细。

诊断：顽固性便秘（阳虚型）。

处方：济川煎加减。

当　归15g	牛　膝15g	肉苁蓉30g	升　麻6g
枳　实15g	锁　阳20g	生白术50g	桃　仁10g
黄　芪10g			

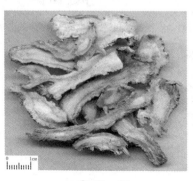

☯当　归

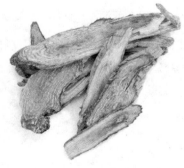

☯牛　膝

5剂。

后来患者反映，效果微弱，期间去过一次厕所，还是不痛快。

笔者思索为什么这样？便秘时间已久，燥屎内结，急当通其腑，应加大黄。另外，肾司二便，肾精不足，不能化气，推行无力，所以便秘。

处方：当　归25g　　牛　膝15g　　肉苁蓉30g　　枳　实15g
　　　生白术50g　　桃　仁10g　　黄　芪20g　　熟地黄30g
　　　麦　冬20g　　杏　仁10g　　生大黄10g

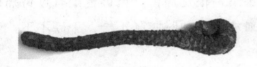

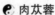
🅰 肉苁蓉

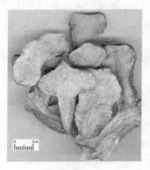
🅰 白　术

10剂。

今天询问，患者大便通畅，自诉少有的痛快。嘱咐其再用4服，以求巩固。

济川煎方中肉苁蓉温肾益精，润燥滑肠；当归养血和血，辛润通便；枳实宽肠下气，少加升麻以升清阳，使清升而浊降。后来处方加入杏仁，因为肺与大肠相表里，宣肺可以通肠腑。

[sjtusjtu]

麻黄附子细辛汤合苓桂术甘汤
治疗鼻炎

梁某，男，25岁，万源市青花镇人。2012年6月13日，电询得知患者情况：鼻腔堵塞，起干壳，有时有点黄鼻涕，晚上睡觉打呼噜，吃饭时流清涕严重。西医诊断为鼻炎，吃鼻炎丸无效，已有2年。口不渴，吃饭正常，大小便正常，睡眠不好。

处方：茯　苓20g　　桂　枝15g　　白　术15g　　甘　草10g
　　　麻　黄10g　　熟附子15g　　细　辛10g

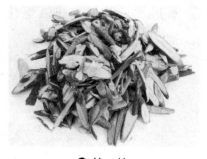
☯桂　枝

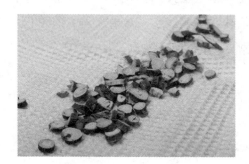
☯甘　草

3剂。

7月9日患者又来咨询，说3剂药已经吃完，诸症均大有好转，问现在吃什么药？笔者看看原来处方，效果不错，没有什么可以改变的，于是回答说："继续吃原方，再3剂。"

共6剂，效果良好。后来患者母亲荐同事（女，44岁）来诊，也用该方，效果亦佳。

按：鼻炎和其他炎症一样，由"火热上炎"引起，治疗不外乎吃药、打针、输液，目的在于清热消炎。然而临床疗效往往并不理想，原因何在？因为鼻炎不是由真正的"火热上炎"引起的炎症。本例鼻炎实由阳气虚弱，寒湿闭阻鼻腔水道引起的类似于"火热上炎"的"炎症"，出现鼻腔堵塞、鼻涕倒流、睡觉打呼噜等现象。所以治疗应该采取温扶阳气、温阳化湿、疏通鼻腔水道的原则。麻黄附子细辛汤是治疗里虚寒、表郁闭的方子，方中附子燥热温阳，麻黄开表郁，细辛辛温以宣通鼻窍。清代医家张德裕在《本草正义》中说："细辛芳香最烈，故善开结气，宣泄郁滞，而能上达颠顶，通利耳目，旁达百骸，无微不至，内之宣络脉而疏百节，外之行孔窍而直达肌肤。"可见细辛在这里起到了开郁闭、疏通鼻腔水道的重要作用。

苓桂术甘汤是治疗心脾阳虚、身体津液瘀阻之方。心阳不足，血液循环运行缓慢；脾阳不足，三焦水道不利，津液瘀阻而生寒湿水浊。方中桂枝补心阳，促进血液循环；苓、术健脾化湿，行水消浊；甘草甘缓调和诸药，补津液，故不能多用。两方合用，共奏温扶阳气之功，温阳化湿消水浊，疏通寒湿闭阻的鼻腔水道。鼻腔水道疏通，津液运化复常，"鼻炎"痊愈。

［吴松涛（中医老土枪）］

三叉神经痛案

　　某女，40岁，患三叉神经痛2个月，右侧面部阵发性疼痛，每次疼痛持续约5分钟，常由进食与刷牙诱发，曾经服用苯妥英钠、卡马西平，服时痛减，停药又起。近日疼痛明显频繁，大量服西药后，胃部不适感越加严重。患者欲放弃西药改服中药。刻诊：右侧面部阵发性疼痛且有热灼感，面部潮红，口干欲饮冷水，月经量多且色鲜红，小便黄，舌质红，苔略黄，脉浮而有力。诊为阳明热盛证，当以清泻阳明盛热，以白虎汤加味。

> 处方：石　膏50g　　　知　母10g　　甘　草6g
> 　　　粳　米10g　　　川　芎30g

　　3剂。每日1剂，清水煎，分2次饭后温服。

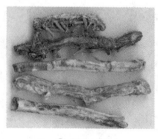
　知　母

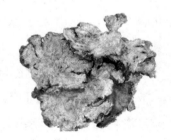
　川　芎

　　观患者疼痛有灼热感，面部潮红，口干欲饮冷水，为阳明热盛，方用白虎汤治之，川芎辛香善升，能上行头目巅顶，具有祛风止痛作用，为治头风头痛要药，又可防石膏太寒太沉。石膏又可防川芎太辛散。此两药相辅相成，以达佳效。

[雾里看花]

115

临证得失录——医案篇

 水 肿 一 例

　　某女，75岁，小腿浮肿多年，平时爱打麻将，近日来，右脚脚面在几天之内肿得很厉害，犹如萝卜，去郑州市某医院检查，尿常规无异常，骨科检查无异常，开了一些药物（具体记不清了）回家后吃了2天没有效果。停用西药，到本市一本草药房挂了专家号，前后吃药15天，无明显好转，且每剂药皆在25元以上，无奈找到笔者。

　　初诊，舌质淡红，略胖，白苔，微厚，两侧无齿痕，平时有高血压，多年气管炎，常年吃降压药，平时白天总是困，爱打哈欠，夜尿多，大便正常，略湿，每天一次，小便清长，无灼痛感，脉象沉紧（时间长了，其实脉象有几次变化，现在记不清楚了）。水肿的部位在腰部以下，主要是右脚和双小腿前侧浮肿，以右脚为重。

　　水肿一证，主要牵扯肺、脾、肾，此患者平时易困，气管炎，肺经有老毛病，舌苔微白厚，大便略湿，脾运化能力不足，腰部以下多为阴水，右脚属阳，夜尿多也说明了此水肿的根源在于肾阳不足。因此一诊用了防己茯苓汤加减（考虑到患者年龄，先以稳为妥，没有加附子、肉桂等）投石问路，3剂过后，小腿浮肿下去不少，白天不是那么容易困了，但是右脚浮肿没太大变化。

　　二诊在原方的基础上加制附子、肉桂、防风、车前子、川牛膝，3剂过后，脚面浮肿下去大半，且夜尿由原来3次减少到1次，之后用此方续

116

服9剂。

　　中间曾加用六味地黄丸，每日1次，意为阴中求阳（易防止一味地利水伤阴），整个过程中小便一直没有烧灼感，且没有感觉到心烦（没有伤及阴）。前后服药2周，浮肿全消，右脚也恢复如常，穿鞋非常舒服，期间睡眠良好，且食欲增进。

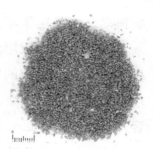
☯ 车前子

急　救　两　例

　　一例是笔者的一位朋友，女，27岁，在外地工作，患子宫内膜异位症多年，每月例假痛得死去活来，这次是晚上，症状除了疼痛之外，还伴有出冷汗、透不过气儿，整个后背脊椎痛得不能弯曲，且感觉督脉非常冷，病情危重，患者也不肯去医院。笔者离得很远，嘱其朋友帮助患者取两支生脉饮加右归丸同时服下，用暖水袋暖督脉，才使病人转危为安。

　　第2例也是笔者亲戚，女，47岁，前因夏季出游，漂流，在水中泡了5个多小时，且素体脾肾阳虚，平时有水气凌心的情况。这次回来后，腰部剧痛，但是无任何扭伤，没有气滞血瘀，第二天在家中大便失禁，浑身冷汗，心痛，吸不上气，非常危险。随即用了生脉饮（红参）加附子理中丸一把，过了20分钟左右，转危为安。

　　以上两例虽然都危险，但是症状没有太大的不同，根本原因都是脾肾阳虚，阳气将衰，笔者身边常备的药物不是一般人家所备的速效救心丸、丹参滴丸等，而是生脉饮、附子理中丸和右归丸。

阴虚生痰一例

　　患者为笔者好友，喜爱中医，一起吃饭时谈及自身的情况，诉近来痰很多，但是用了不少药物没有效果。问其所服何药，答曰：藿香正气水。问其为什么服用此药，答曰：脾为生痰之源，肺为储痰之器，这个药不就是健脾燥湿的吗？不对呀！看其舌质，舌红得像朵大红花，脉象沉细，典型的阴虚生热，热炼津液成痰的症状，这种情况用燥湿之药无疑是火上浇油。后问其嗓子是否感觉痛、干，答曰：是。

随即先用清热解毒口服液，服用3天，之后改用六味地黄丸，嘱其吃完一整盒，且平时每天按揉左右足三里穴各30分钟。丸药用完，痰也一点点消失了，此例记录于此的目的是为了纠正不少人容易犯的一个错误，见到痰就只知道健脾燥湿，只知道脾为生痰之器、肺为储痰之器。殊不知阴虚生热可生痰，肾水上翻可成痰，脾肾阳虚可生痰等，具体治疗时还应细心辨证，认真对待。

恶心、呕吐一例

患者为笔者母亲，因食伤恶心，想吐，苔白腻，舌质淡红，两边有少许齿痕，起初辨证不清晰，予以藿香正气和胃化痰湿，加按摩肝经太冲、行间、章门、期门以及任脉之中脘、胃经之伏兔等穴。可是经过一番努力后，还是没能止吐，吐后是好受些了，但也伤了气阴，心烦、出汗，说话声音低微。

笔者又仔细想了一下，不应该用藿香正气，因为这些痰湿是在膈以上，应该及时吐出来，之后再用消导法健脾和胃，缓缓下行，而不应该用藿香正气去化，结果内耗了不少正气，得不偿失。

想清楚后就开始变法，先用吴茱萸研磨成粉，加醋拌均匀，敷双脚底涌泉穴，下气、止呕，先不吐再说，之后用2倍剂量的健脾丸，按揉左右足三里各1小时，三餐皆是小米粥加少量山药和大枣，晚上按揉背部腧穴加三焦经液门穴，肾经太溪、复溜穴，睡觉时用暖水袋暖任脉下丹田气海、关元穴，依上法调理3天，基本无恙。

这例的收获也正是刚开始用药的失败处。

 小柴胡汤证三例

对于经方，笔者目前的理解是只看证不看病，只要是证对头，就可以用。同时，要抓主证，不必所有的症状都要弄得明明白白，笔者用小柴胡汤的次数很多，仅举3例较有代表性者谈一谈。

第1例，笔者同事，主诉太阳穴痛，后脑勺晕，僵硬，有些怕冷，在办公室没有药物，就用点穴，取穴风池、风府、大椎，肝经太冲，下班之前缓解不少，嘱咐其回家喝1包小柴胡颗粒后睡觉，第2天来见，一切恢复如常。

第2例，笔者亲戚，前一天眼睛无恙，早晨起来发现眼睛不舒服，中午眼疾加重，眼角红、痒、痛，且伴有口苦，太阳穴痛，舌两边齿痕清晰，脉象弦、数略滑。先是买来眼药水，至睡觉前隔1个小时滴1次，同时取穴肝经太冲，左右各按揉近40分钟，买来栀子50g，煎汤冲服小柴胡颗粒2包，服下。晚上临睡前续服1包（方法如前）。第2天早晨起来时眼角已经不红、不痒、不痛，随即停药，至今未复发。

第3例，笔者亲戚，平素脾气不好，工作压力大，晚上回家觉太阳穴痛，脖子僵硬，口干想喝水，用葛根煎汤冲服小柴胡颗粒2包而愈。

 治疗头痛一例

此患者是网友，内蒙人，女，55岁，偏头痛6年，多方治疗无效，且所有检查均正常，没有高血压病史。

常见的头痛如：气虚头痛、血虚头痛、血瘀头痛、风寒头痛、风热头痛、湿阻头痛、肝阳（风、火）头痛等。

　　通过视频问诊等手段了解，其痛的性质是抽痛、刺痛，舌质暗紫，应有瘀血，且痰多，舌有齿痕，夜间加重（夜间阴胜，心气虚）伴胸闷（胸阳不振），且有强耳鸣，头痛偏左。

　　笔者认为主证是瘀血，还有阳虚，因受到一位老师启发，用了川芎茶调散加入剂量相对大些的川芎、当归、白芍、赤芍、红花、桃仁、茯苓、半夏、薏苡仁等。

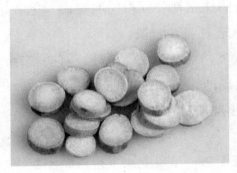
● 白　芍

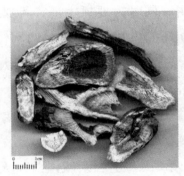
● 赤　芍

　　但是川芎茶调散除了川芎外，每味药物用量都很少，其实也就是借助川芎的上升之力把其他药物引上去发挥效果，但是其他药物用量要小，不然易喧宾夺主。同时加入全蝎、蜈蚣等祛风通络。服药1周，头痛已经大大减轻，耳鸣也减轻了不少。本例治验使笔者的思路也拓宽了不少，所谓的引经药物不单单是一味两味药物，也可以是整首方子，就如本例所用的川芎茶调散。

　　同时，对于耳鸣的病机有了进一步的认识，不但肾虚和肝阳上亢会导致耳鸣，中焦气虚、血脉不利、上焦气虚（《黄帝内经》有原话："上焦之气不足……中焦之气不足……下焦之气不足……"）都会导致耳鸣。

治疗噎膈一例

　　患者男，30岁，黑龙江人，近来感觉食管、咽喉有压迫感，噫气，肋胀痛，但无便血等血结症状，知其病还在气结，比较好治。于是用了启膈散加厚朴、木香等，前后加减治疗将近2周（中间曾用过左金丸）而愈。

体会：此患者还年轻，应该是食管炎等早期（此病有报道称男性青年患者较多见），分为气结、血结、痰结、火结、食结等。

气结用启膈散，血结用通幽汤，如果发展严重的话就比较难治疗了。此患者刚刚发现情况就来诊治，症状消失较快，嘱咐其再服药几剂巩固。

 口臭一例

网诊，患者已有10年口臭病史，多方治疗无效，应是常规疗法难治之证，如清胃热和消积食。此患者，女，有便秘，肚子胀，完谷不化，怕冷，腰酸，眼睛畏光，口渴。口臭，有饭菜味道，味道很大。分析如下。

（1）寒

（2）寒极生热

（3）脾肾阳虚

则：脾阳虚便秘，宿便滞留体内，上熏而口臭。脾肾阳虚则导致完谷不化，消化不好，形成积食。寒重化热，则胃内伏火。

此病开始时治标，清胃热，消积食。之后就从温肾脾之阳入手，其中用了大剂量的生白术（专治脾阳虚便秘，也就是冷秘）、附子、炮姜、艾叶、肉桂等，辅以党参、当归、白芍，扶正益气、活血通络；加入少量知母清中焦之热，防止药性太过又生多余之热；加少量麦冬合知母清热，加焦三仙清理积食，标本兼治，前后10天病愈。

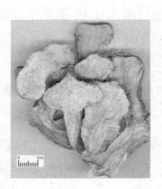

太极 白 术

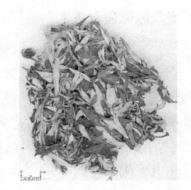

太极 艾 叶

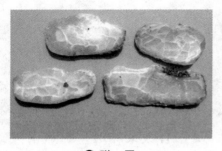

太极 附 子

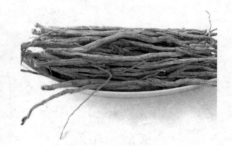

太极 党 参

按：此病为什么开始的时候十几年也没有治好？

其实在于：①医生一门子清热。②或者消积只能有一定缓解，初治时会有些效果。③有些医生看到脾肾阳虚的症状，就一味地用温热药！本身体内就因寒极而化热，结果更加重了其热，口臭加重了。所以必须早期清热消积食为主，后期以温通药为主，辅以少量清热药和消积食药物为辅，如此标本兼治，得收全效！

夜半子时病的治疗

此方法是从孙朝宗老先生处学来，看其思路赏心悦目，真是独辟蹊径，更加深了笔者对于中医经典的兴趣和崇拜，其实就是《内经》的一句话："凡十一脏，取决于胆。"

胆平则十一脏安，胆病则十一脏皆受其害，是个枢纽的作用，枢纽动则健运不息，停则运化不周。胆主清，主决断，人气至夜半，胆主之，真气运行正常，则气机通畅，此为少阳生升之气，用生酸枣仁和甘草两味药，按照"子午流注先其时"的原则在晚11点前服用，不管是什么病，只要是在晚上子时发病的，都可以药到病除。有别于常规疗法，但是效果确实好。笔者有位同学，每到晚上夜半就拉肚子，1个多月了，吃什么药都不管用，用了这个方法，吃了3天的药就好了。这也加大了笔者对《内经》研究的兴趣。

 高血压伴高热一例

患者女，70岁，患者女儿晚上7点打电话说老太太血压高，差点栽倒，收缩压190mmHg，并伴有高热，情况不好。到了患者家，一位社区的大夫已经到了，用了一针退热针，可1个多小时仍然滴汗未出，家人很是着急。先从问诊开始，没有呕吐，没有口苦，头不痛，没有感觉冷，不出汗，不流鼻涕，不咳嗽，嗓子不痛，鼻窍通畅，大便正常，早晨排便顺利，唯感觉眩晕，略感恶心，鼻孔感觉有热气，脸部感觉热。问得患者前几天出门洗澡后从澡堂出来时头发未干，受风，但是前几天一直没有感觉不舒服。脖子略僵硬，查舌见两边齿痕严重，其他无异常。脉象不浮，略沉，弦象很明显。

综合上面的信息，当不是单纯的外感表证，阳明也无积热，也不是典型的小柴胡汤证，问题在肝经无疑，主证是眩晕、齿痕舌、高血压、高热，笔者认为是本身肝气郁滞，其间又受风邪，肝风上扰而眩晕。风性轻扬，和气血上走而发热。治疗当以"疏、降"为主，先取穴列缺、风池、风府，按揉15分钟左右，效果不很明显，只觉得后脑不适有所好转。随即取穴太冲、行间，取吴茱萸加醋搅拌敷双足底涌泉。按太冲的时候病人反映非常痛，一痛就出汗，且觉得头部轻松了不少，按揉半小时后测血压，收缩压降到了160mmHg，体温也降到了38.1℃。继续前法，前后按揉约1个小时，再次量血压，收缩压降到140mmHg，体温降到37.2℃，已无眩晕、恶心之感，脸部也不再觉热，鼻孔也无热气。交代其晚上睡前再量一次体温，晚上10点钟电询，体温已经恢复正常，随访至今，未再复发。

按：此案收获在于这种发热的情况见得不多。对于太冲穴的功效又有了一些体会，原来在书上看到过按揉太冲能在发热的时候帮助发汗，此例虽然用的时候没有想到此法，但是用过后确实发汗。

另外，经络穴位的治疗效果并不比药物差，只要辨证准确。最后就是经过平时留心学习发现，不少外治法的作用并不比内治法差，而且一些汤药治不好的病症，用简单的外治法有时反而能收效。因此医生不仅要在医术和医德上内外兼修，在治病的手段上同样也要如此，争取做全科医生。

[马腾飞（苍穹jiff）]

慢性乙型肝炎案

尚某，男，55岁。沈阳采油厂。2003年8月3日初诊。

主诉：1998年胃痛后发现乙肝大三阳。

现病史：胃脘胀满，两目干涩，尿黄，今年1月因门静脉高压手术行脾切除，B超示肝边缘纤维化，大便每日1～2次，舌质淡，苔水滑，脉弦弱。

辨证分析：肝郁脾虚、运化无力，肝体失于濡养的慢性乙型肝炎、肝硬化。

治则：疏肝健脾，活血化瘀。

处方：柴　胡15g	白　芍30g	当　归10g	白　术10g
茯　苓10g	炙甘草6g	竹叶柴胡10g	薄　荷6g
蒲公英30g	土鳖虫10g	桃　仁10g	

水煎服，每日1剂，分3次温服。

8月9日复诊，自诉吃多了胃胀，冷硬不适，用厚姜半甘参汤与上方加减。

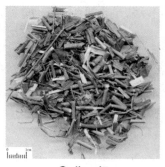

🔅柴　胡

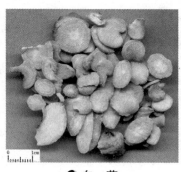

🔅白　芍

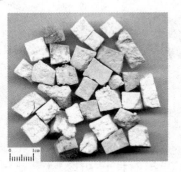

☯ 茯 苓

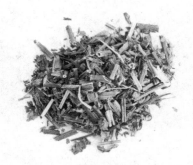

☯ 薄 荷

处方：厚　朴30g　　　生半夏15g　　　生　姜30g　　　人　参10g

　　　炙甘草6g　　　　土鳖虫10g　　　桃　仁10g　　　蒲公英30g

　　　柴　胡15g　　　　白　芍30g

水煎服，每日1剂，分3次温服，20剂。

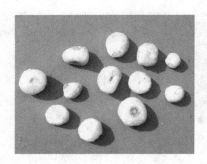

☯ 半 夏

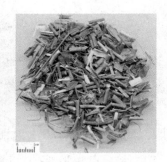

☯ 柴 胡

9月4日复诊，药后胃胀明显好转，口不渴，排便不爽，加苍术10g。上方继续服用30剂。

2004年3月2日复诊，曾2次化验乙肝病毒e抗原转阴，心情特别好，身体无不适，大便成形，胃胀消失，脉弦弱。

处方：柴　　胡20g　　白　芍30g　　枳　实15g　　白　术15g
　　　茯　　苓15g　　炙甘草15g　　蒲公英30g　　生　姜15g
　　　大　　枣6枚　　板蓝根30g　　白花蛇舌草30g

水煎服，每日1剂，30剂。

[张　雷（张雷中医）]

劳倦内伤胁痛案

　　董某，邓州九龙乡人，男，23岁。3年前在厂里做搬运工。自诉病史：一次搬运大的物件上车，75kg左右，努力上举的过程中闪到胸部，从此以后两胁疼痛、后背疼痛。治疗几个月没有明显的疗效，只好辞工回家治疗，久治未效。因为有外伤史，医生都考虑到有瘀血的情况，使用大量的三七粉冲服，活血化瘀止痛。随后又辗转到九龙乡医院邓州市第一人民医院和南阳中心医院，做很多检查，显示无器质性病变。从中医到西医，从门诊部到大的医院，从发病到现在已经3年，病情仍然没有好转的迹象。

　　笔者初见病人，见其消瘦，面色不够红润，说话容易激动，血压110/70mmHg。问病人头晕不晕，他说有时晕，特别是蹲久了站起了的时候明显一些。脉象弦细无力，脾脉、肾脉更是虚弱无力，明显缺少胃气。问病人，胸痛是否在不高兴的时候和情绪激动的时候加重？平时消化如何？腰部是否酸困无力？患者答复说消化特别不好，总是腹泻，没有精神，动不动就发脾气。情绪波动的时候确有加重的情况。舌象还可，没有明显的改变。两手冰冷。

　　四诊合参，断为脾虚肝郁，肝气失于升发造成的。虽然有外伤史，但其根本不在血分。

　　遂嘱患者停用过去服用的一切药物。心情放松。处方如下。

处方：	郁 金15g	柴 胡13g	佛 手20g	泽 兰15g
	白 术30g	黄 芪20g	党 参20g	茯 苓30g
	木 香9g	枳 壳12g	陈 皮9g	甘 草5g
	葛 根15g	焦三仙各15g	白 芍15g	当 归12g
	肉 桂15g	生 姜5片	大 枣3枚	

5剂。每日1剂，水煎服，分2次服。

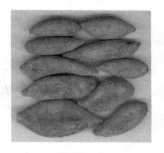

🌀郁　金

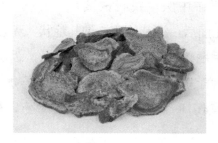

🌀木　香

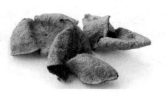

🌀陈　皮

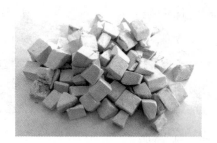

🌀葛　根

1周以后，病人传来喜讯，疼痛减轻了。

效不更方，二诊原方抓10剂。继续调理。

又过半个月，董某心情开朗，面色红润，脉搏有力，基本痊愈。

随后以六君子汤加减以善其后。

[丁川豫（福润堂在线）]

129

喉源性咳嗽案

前几天，公司同事兰姐找到我，说咳嗽大半个月了，总是连续不断地咳嗽，呛咳不断。断断续续吃了些抗生素及中成药，仍不见好。听人说我学了中医，找我试试。

见面后，视其体瘦；询其症状，无发热恶寒，只是干咳无痰，呛咳阵作，偶有手足心热等；查见：脉微浮数，舌质红，苔薄黄，略干。诊为风咳。

治疗以喉科六味汤为基础，再加入祛风、解痉、止咳对证之药，考虑风燥伤津，同时加入滋阴生津药，处方如下。

处方：荆　芥6g	防　风6g	甘　草6g	桔　梗12g
僵　蚕12g	薄　荷10g	大力子15g	沙　参15g
鱼腥草20g	蝉　蜕10g	炙紫菀10g	百　部15g
炙枇杷叶20g	黄　芩12g	瓜蒌壳12g	前　胡12g
玄　参15g			

3剂，水煎服。

第2天，我问兰姐情况，了解到药有效，早上感觉咳嗽已缓解。第3天，几乎没怎么咳了！

"风咳"，干祖望老中医称之为喉源性咳嗽。《诸病源候论•咳嗽病诸候》言："风咳，欲语因咳，言不得竟也。"说明了"风咳"的一个重要特点就是咳嗽频频，甚至影响到语言不利，这在临证中也是多见的。

[杨　华（YH808）]

慢性鼻炎案

　　有一老朋友，平素应酬甚多，喝酒都在空调房，老爱流鼻涕，嗓子痛、咳嗽是常有的事情，经常来找我看"感冒"。一般我看病，病人不主动要求治疗的问题，我是不主动的，为啥呀，我是医生，不是神仙，万一主动给治疗又整不好，不是掉了面子不是，就按流行的方法，给吊一二天水，外加一些小药片都搞定了。不过一月，来打打针是很正常的。几月前老友又来找我看"感冒"，打针快结束了，他问："樊哥，我老是感冒，鼻子里边痒得厉害，一吹凉风就打喷嚏，鼻涕流得止不住，像个鼻涕糊，是不是鼻炎啊！"我检查其鼻腔，看里边的鼻黏膜肿得像两个泡冬瓜，苍白水肿得厉害，诊为慢性鼻炎。

　　治鼻炎，方药多用辛夷、苍耳、白芷（辛夷散）等，效或好或坏。该患者面白，舌淡白，苔也不厚，问平时也无口干舌燥，也不咋爱喝水，稍微运动则爱出汗。没摸脉，顺手开方如下。

处方：桂　枝6g	白　芍6g	炒甘草6g	麻　黄3g
制附子3g	细　辛3g	辛夷(打)6g	白　芷6g

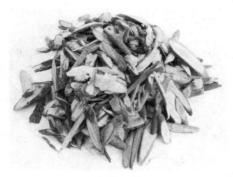

🌀桂　枝

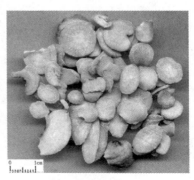

🌀白　芍

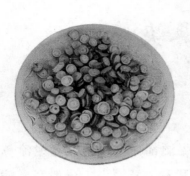

甘 草

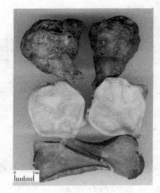
附 子

　　捡了6剂的量放一堆，切生姜一大块约二三两的样子，掰了十几个肥大的红枣子，现场一起熬了2.5kg多。交代每天只喝2次，分6天服完，嘱其吃药不可过急，鼻黏膜要慢慢才可消肿复原，要有个时间过程。

　　此方是桂枝汤与麻黄附子细辛汤的复方，我称之桂枝二麻黄附子细辛一汤。辛夷、白芷纯粹是对病下药，通窍消肿排湿。《伤寒论》有桂枝二越婢一汤、桂枝二麻黄一汤，我用桂枝二麻黄附子细辛一汤也不为过。彼为小发汗解表方，治在太阳；此是温补开窍方，治在太阳少阴。药进6剂，症状大减，言已经不鼻痒，喷嚏也少了很多，只是早上出门遇到凉风打几个喷嚏就没事了。复诊脉缓有力，舌质淡红，无黄苔，口不渴，咽不干，照方又服药6剂。几个月过去了，没见发作，至于以后还要看他自己是不是饮食有节，天冷是否及时穿衣了。

　　白术按：详尽！如何与患者进行有效的交流，同诊治一样是大学问。

[樊正阳]

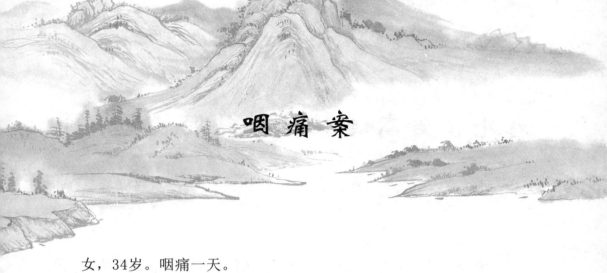

咽痛案

女，34岁。咽痛一天。

受风后引起，咽痛，吞咽痛甚，鼻塞清涕。平素畏寒。经少。查见咽红充血。手足冷，脉细。

针太溪。针入，鼻通；再留，吞咽不痛；再留，手足温，但手足指趾仍凉，上下少阴平，出针。病虽当时未必好，知必好也。

处方：甘草、麻黄、桂枝、附子、细辛、干姜。3剂。

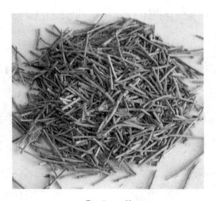

☯麻黄

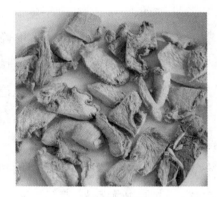

☯干姜

［白术按］精简！简到不能再简一分的地步，十分难得，"留白"处更是留下大片思考空间。

［高继平（今古子）］

内外合治高龄机械性结肠梗阻1例

　　患者郭某，男，85岁。2011年8月15日因慢性支气管炎急性发作、慢性心力衰竭（心功能Ⅳ级）入院，入院后又发现肺部感染、双侧大量胸腔积液、心包大量积液，病情一度危重。经中西医结合治疗20余日，转危为安，病情稳定，准备出院。孰知9月12日开始出现腹胀不适，大便不通，查腹平片提示结肠机械性梗阻，请外科会诊后，予禁食、胃肠减压、肛管排气、大承气汤灌肠、蓖麻油口服、红外线照射、中药包外敷理气，补液维持水电解质平衡。9月14日行全腹CT提示结肠梗阻，外科建议手术，但风险极高，家属犹豫不决。

　　至9月15日治疗约3日余，还试过针刺治疗，但患者病情丝毫没有缓解，腹胀如鼓，按之如皮球，压之疼痛，大便不通。遂与家属进一步沟通，商议下一步治疗。此时病情危重，按西医外科医生所说，只有手术一法，但患者高龄，重病之后，心肺功能很差，麻醉、手术打击、术后感染等诸多"关卡"可能难以通过，可谓九死一生；如不进行手术，保守治疗，西医也无特殊方法，则听天由命，恐也难逃一死；也可用尝试中药，但希望亦渺茫。家属经商议后决定"死马当活马医"，要求中药治疗。

　　于是9月15日下午开始为患者处方，时见患者消瘦，疲倦乏力，口干，腹胀如鼓，按之如气球，压之疼痛，大便不通，听诊肠鸣音呈金属调，舌淡暗，苔白微腻而干，脉细滑。

　　辨证属气阴两虚，以益气养阴兼以理气通腑为法，以补中益气汤加减。

处方：黄　芪30g　　白　术60g　　白　芍30g　　生地黄30g
　　　柴　胡10g　　升　麻10g　　陈　皮10g　　党　参15g
　　　厚　朴15g　　枳　实15g

1剂。维持胃肠减压、肛管排气、大承气汤灌肠等治疗。

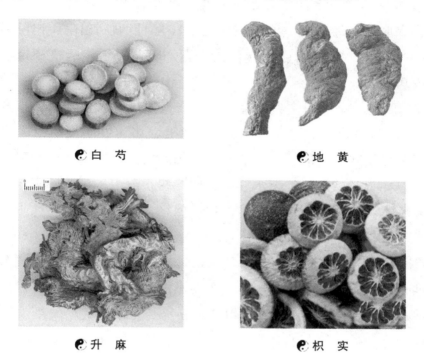

🌀白　芍　　　　　　　　　🌀地　黄

🌀升　麻　　　　　　　　　🌀枳　实

9月16日，患者服药后无明显反应，原方再进1剂，并予甘遂粉酒调外敷神阙。9月17日，患者用药后仍无反应，此时又按消化科会诊意见冒险予肠镜检查，提示为结肠扭转，经肠镜医师试探，肠镜无法通过，不敢贸然进镜，以免发生肠穿孔，遂退镜返回病房。我以为没有希望，但勉为其难，原方再进2剂，继续外敷甘遂，其他治疗同前。

至9月18日，患者仍无动静，值班医师及主治医师见肠镜结果后，上午又请外科会诊，再次与家属沟通，讲明病情，外科医生认为有手术探查指征，但家属心意已决，拒绝手术，要求中药保守治疗，值班医师遂按我方案继续处理。孰料中午约13：00，患者自行解大便约400ml，腹胀随之减轻，随后又多次解大便，至翌日竟解大便共约2550ml。9月19日我上班听闻消息喜出望外，除停止甘遂外敷神阙外继续原来的治疗。9月20日患者又解大便约1700ml，腹胀明显消退，患者也笑逐颜开。后患者每日均有大便，原方黄芪、白术、白芍、枳实、厚朴等减量再进，多次复查腹平片提示肠梗阻明显好转。后又加入当归养血润肠，莱菔子理气通便，调理至10月4日顺利出院。出院后又服用中药10余日，并嘱咐服用麻仁软胶囊，随访月余，病情稳定，在老人院安居。

按：肠梗阻是外科常见的急腹症之一，发展快、病情重。按发病原因一般分为机械性肠梗阻、动力性肠梗阻、血运性肠梗阻；本患者主要考虑为肠扭转导致的完全性的机械性结肠梗阻。西医治疗一般先予保守治疗，如胃肠减压，补充水、电解质，纠正酸中毒、抗感染、抗休克等，非手术治疗无效则采取手术治疗。但绝大多数机械性肠梗阻需行外科手术治疗。

肠梗阻在中医应属肠结范畴，肠结之病名，首见于张锡纯《医学衷中参西录》，主要是指腹胀疼痛、大便不通的症状。张氏主要以硝菔通结汤、赭遂攻结汤及通结用葱白熨法和三承气汤来治疗。

本患者高龄，阴气自半，又加久病，脏气更虚。《黄帝内经》有云："中气不足，溲便为之变。"大肠中糟粕之运行排泄、肠道自然下行之气机正常与否，主要在于脾之健运与否，脾气健则能升清气而降浊气，气机自然顺畅，患者脾气亏虚，传导无力，大肠糟粕难以下行；又"肺与大肠相表里"，患者久患肺病，肺气亏虚，宣降失常，大肠传导失司，加重病情；形体消瘦、口干、脉细，阴虚无疑，所谓"无水舟停"，亦是原因之一；而实邪内阻，更使气机不畅。故本患者以气阴两虚为主，兼有实邪内阻，为正虚邪实，治疗不可单纯攻邪，否则有邪祛正脱之险，唯有攻补兼施，以补为攻，才有希望。处方以益气养阴为主，理气通腑为辅。以补中益气汤补益中气，斡旋中焦气机。重用白术，运化脾阳，复其升清降浊之能；重用生地黄、白芍养阴润肠；枳实、厚朴理气通腑，配合甘遂外敷。内外合治，竟获疗效，实属幸运。

本患者随访至今一年余，在老人院居住，身体状况尚可。

[榕城之蓝]

胆石剧痛欲行手术打破禁锢霍然功成

高某，女，36岁，2012年10月2日诊。

病史：脘腹剧痛5天。

刻诊：痛苦病容，脘腹剧痛牵引全腹疼痛，食后胃脘疼痛加重，甚则放射至后背，自诉五脏六腑皆痛，甚为痛苦。纳呆，口干，因不敢进食而有意多饮水，饮热畏凉，怕冷，无汗，手足易凉，面白，心慌胸闷，腹凉，时腹胀，恶心，嗳气，二便可，带可，月经周期可，素经期腹痛，量多有块，经期长达十余日，刻诊正值经期末，血本已止，因剧痛作而又漏下点滴。

舌脉：脉沉细弱，舌红紫，苔白厚欠润，根部花剥无苔。

彩超：胆囊大小正常，壁毛糙，内见范围约3.0cm×0.9cm泥沙样强回声，后方伴声影。

患者在医院门诊输液及口服排石中西药物5天，未能止痛，接诊的医院强烈要求患者马上行微创手术摘除胆囊，并明言胆囊泥沙状结石尚无中药排石成功先例，而妄信中药保守疗法者往往会导致如急性胰腺炎等危险并发症。患者自己上网查询亦主张微创手术，或者保胆微创取石，故并无信心能排石成功，因下一步如何选择疗法尚未有主张而疼痛难忍，乃来求"偏方"止痛。

六纲：少阴、太阴、阳明病。

处方：小建中汤合枳实薤白桂枝汤。

桂　枝30g	生白芍60g	炙甘草20g	生　姜30g
大　枣40g	饴　糖(烊)100g	枳　壳100g	薤　白80g
瓜　蒌40g	厚　朴40g		

水煎服4剂。

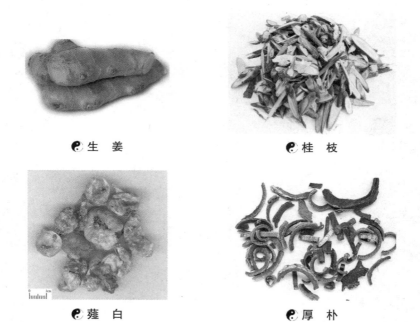

🔯 生　姜　　　　　　　　🔯 桂　枝

🔯 薤　白　　　　　　　　🔯 厚　朴

　　二诊：下午服药，当晚安睡。刻诊已不疼痛，余症皆效，漏下已止，神色转佳，尚胸闷。患者问：痛已止，不知能否排除结石？乃以百姓能理解之医理语之：通则不痛，不痛了就说明泥沙不堵矣。患者深疑之，眼色闪烁，问曰：多久能排除？乃答曰：或予20天时间试试，成则能保住胆囊，节省钱财，不成尚能止痛，亦强似输液之无效治疗！

　　脉沉略细，舌淡红紫，苔白腻，根花剥。

　　上方效枳壳140g，续进4剂。

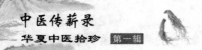
三诊：未疼痛，已不胸闷，舌苔已转薄。

上方效枳壳160g，续进4剂。

四诊：无不适，原方续进4剂。

1周后患者电话告知，经彩超检查，结石已经消失。

[许家栋]

绕脐痛验案

男，23岁，2012年8月22日就诊。自诉多年来脐周疼痛，时发时止，发作时以手压、顶以图缓解，二便正常，舌苔薄黄质红，脉沉滑略数。

处方：	黄　芩15g	黄　连12g	半　夏8g	干　姜6g
	枳　壳10g	木　通2g	乌　药10g	槟　榔12g
	赤　芍10g	苦　楝8g	大　黄3g	

3剂，煎服。

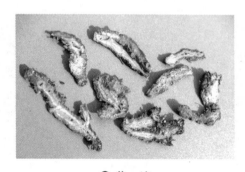

☯ 黄　连

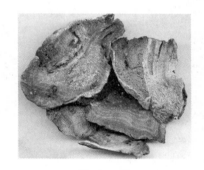

☯ 大　黄

按：此案肝脾不和，肝郁化热。六府以通为补，故上方3剂而病悉除。

注：或问：按则痛减主虚，从用药看当为虚实夹杂吧？

答：补虚之法非独参芪归芍之类，芩连大黄之类用之得当亦为补品。

或问：此案乌梅丸或可？

答：先生认识可能守常规，不过我也是事先了解到有一位杨姓老中医已经用了乌梅丸而无效，否则也是用乌梅丸，所以另辟途径而效。

[514]

中医传薪录——华夏中医拾珍

第3讲　方药篇

方者一定之法，法者不定之方，药物都有各自的治疗作用，是方的最基本单元，故理论勿论多美多善，落实到治病愈疾，还得由方与药来完成，故一个好方是体现疗效的基础。方有经方、时方、单方、验方，能治病的都是好方。

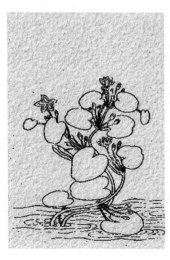 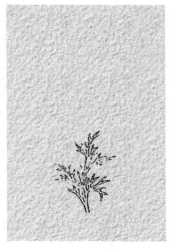 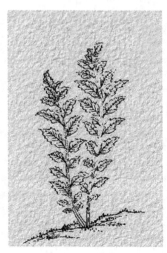

143

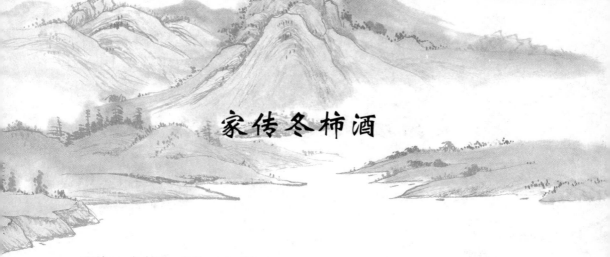

家传冬柿酒

配方：冬柿3～7枚，白酒500ml。

制法：冬柿去皮籽，入白酒中浸泡7天即可。

主治：咳喘病。

注解：本方治疗咳喘效果确切，并有增强体质的作用，对体虚易于外感者也有明显效果。根据多年观察，本方对预防咳喘病的复发更具有临床意义。

每年入冬，家父总要制此药酒数斤，以馈赠亲友或自饮，每收防疾强体之功。

受传统观念影响，家族一直对本方秘而不传，使良方久蕴，实属憾哉！愚不才，虽非圣贤，然犹怀救苦之心，故不愿敝帚自珍，乃录于此，供同仁斟酌参考。

本药酒性温和，味略甘甜，其适宜人群还是颇广的，勿视其平淡而置之不理。当然本酒疗效虽属确切，毕竟形单力薄，建议同仁应用时还是配合应证方药为善。

[邓战伟（野木瓜）]

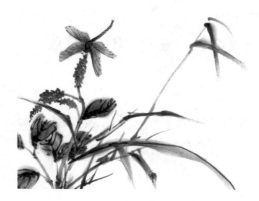

峻药缓用变通方法略举

1. 斑蝥

方法：斑蝥10个到40个不等，用糯米或粳米炒至米黄黑色，去斑蝥（注意别让斑蝥的细毛进入眼睛，否则眼睛会迅速肿痛），用米入药。

适应证：恶露不下、顽固痛经（包括膜样痛经）、陈旧性宫外孕、阴阳易、瘀血发狂等。

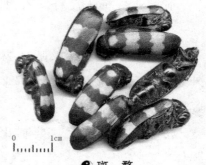

斑 蝥

来源：得自一老妪秘传，其用来治疗血贯肠（侗族医学一证名，相当于阴阳易），笔者广其用。后读秦伯未先生的《清代名医医话精华》也见治一例产后恶露不下者有用此法。

体会：炒米法安全而效果显著。

案例：杜某，女，28岁。因宫外孕入院，行非手术疗法，达1个月之久。因与笔者相熟，遂来服中药治疗。最近的B超显示：陈旧性宫外孕。症见腹痛。先以一般活血化瘀药数剂无效，后在方中加入斑蝥炒米，先用斑蝥20个，后用到40个，下恶血得愈。B超示病灶完全吸收。

2. 十枣汤

方法：甘遂、芫花、大戟各30g，煮枣（大者）40枚，以枣保持原形为度，留枣服用。视体质强弱，第一天早晨空腹服用4～6枚，以后每天早上依次增加。大便次数过多则减少，可用至病愈。

适应证：胸腔积液、腹腔积液、肺水肿、胸膜炎、某些特殊喘咳症。

体会：不虚的人，安全有效，子龙丸也可以由此而变通使用。

案例：刘某，女，34岁。数月前患结核性胸膜炎伴胸腔积液。在一慢性病医院行抗结核治疗和抽水治疗，效果不明显。

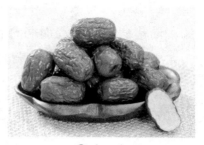

🔅大 枣

求治于笔者，停用西药和抽水，以上法治之，共服大枣80枚，检查示：胸水吸收。后用中药调理。

3. 大戟

方法：大戟少许，慢慢咀嚼，随津咽下，一日可重复多次。

适应证：咽喉炎症急性充血水肿甚者。咽痒咳嗽者也有效。

来源：以前临床的时候，有一些急性咽喉炎病情急重，一般方法虽然有效，但其效较慢。与澄源先生交流，他的心法是加用生芫花，不用炒芫花。有一次自己咽肿明显，咀嚼芫花慢慢下咽，有些效果，后换用大戟咀嚼，一次约1/3根，很快就好了。再用在病人身上，效果也很显著。

4. 巴豆

【方法一】巴豆蜡丸。

取巴豆（去壳）在植物油灯上烧成灰，以蜡为丸，一粒豆子为一丸。这就是蜡匮巴豆丸的做法。

适应证：慢性肠炎、结肠炎或其他不明原因溏泻以寒居多者。

来源：李时珍。"一老妇年六十余，病溏泄已5年，肉食油物生冷，犯之即作痛，服调脾、升提、止涩诸药，入腹则泄反甚。延余诊之，脉沉而滑，此乃脾胃久伤，冷积凝滞所致。王太仆所谓大寒凝内，久利溏泄，愈而复发，绵历年岁者，法当以热下之，则寒去利止。遂用蜡匮巴

豆丸药五十丸与服，二日大便不通，亦不利，其泄遂愈。自是每用治泄痢积滞诸病，皆不泻而病愈者近百人，妙在配合得宜，药病相对耳。"

【方法二】巴豆与大黄同用。

巴豆去壳、衣、心隔，熬黄黑色，气大香为度，取出捣细末，大黄也为末，同为丸或散备用。

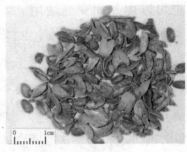
🌀巴 豆

适应证：各种久积陈滞、急性腹痛大小便不通、痰喘老疾。

来源：三物备急丸。

说明：巴豆作用于胃肠黏膜，为其药用也是其副作用的源头，大黄与巴豆配伍，可以减少巴豆在胃肠中的停留时间，减轻对黏膜的刺激。

【方法三】原巴豆法。

用巴豆去壳、衣、心隔，可用10～20粒，水煮1小时到1.5小时，兑入药汁或单独使用。

适应证：腹水、血吸虫病或慢性腹泻屡治无效者。

来源：刘民叔《鲁楼医案》。

说明：此法治慢性腹泻顽固者，与蜡匮巴豆丸有异曲同工之妙。此为笔者近年一大发现。

5. 乌桕树根皮

方法：乌桕树根第二层皮烘干或晒干为末，取冷饭一同捣为丸。

适应证：肝硬化腹水。

来源：湖南芷江县一曹姓民间医师。

说明：乌桕树根去水力强。服乌桕根皮冷饭丸者，往往有上吐下泻之反应，所以身体强者往往得愈，体虚者慎之又慎。

[张 学（拈花指月）]

咳嗽用药经验介绍

无论治疗哪种咳嗽，以程国彭《医学心悟》中的"止嗽散"根据不同病情随症加减，均可取得极好疗效。

基本方药：陈皮、白前、紫菀、川贝母、百部、甘草、桔梗、款冬花、杏仁。

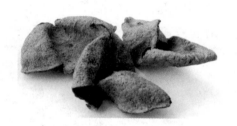
☯陈皮

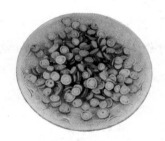
☯甘草

咳嗽初起加前胡、桑白皮、枇杷叶；咳嗽后期多气阴两虚，加黄芪、五味子。

若咽痛喉燥，鼻流黄涕，头痛身热，痰黄黏稠，舌红，苔薄黄，脉浮数，加黄芩、菊花、桑叶、鱼腥草；若兼干咳喉痒、咽痛、唇舌干燥、痰少、不易咳出、舌红少津、脉浮数或细数等燥热证，加北沙参、知母、地骨皮；若兼鼻塞流清、痰白稀、恶寒无汗、舌苔薄白、脉浮等风寒证，加细辛、防风、桂枝、麻黄、生姜；若兼久咳痰多，痰白而稀，胸脘作闷，胃纳呆，大便时溏，苔腻，脉滑，属痰湿壅盛，加紫苏子、莱菔子、云茯苓、法半夏；若兼咳引胸胁作痛，上气咳逆阵作，干咳无痰，咽干，口燥，舌苔薄黄，脉弦数，为肝火犯肺之证，加山栀子、黄芩、瓜蒌皮、知母、僵蚕；

[为中医]

149

外因性食管炎灵效方

临证多年，遇到多例食用焦边馍、焦饼子、油炸食品油条、过热的饭菜而拉伤、烫伤食管的患者，大多因食管充血水肿而局部异物感强烈，发紧、发干、憋闷，再吃饭时有哽噎感，甚者不能进食。

治疗时服药不便，只能用汤剂或输液，起效缓慢或无效。

笔者每遇此证即用：栀子10g，淡豆豉10g，捣粉泡茶喝。

部分患者喝下药液就感到舒服，治愈众多。

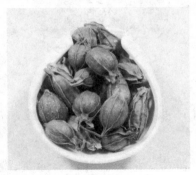

☯栀 子

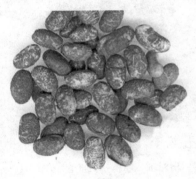

☯淡豆豉

［吴生雄（zhongyibaobei）］

150

小青龙加石膏汤

笔者原来有两篇文章是说小青龙汤的，觉得意犹未尽，今引其他医家所说及实例再叙。

张锡纯先生在论述"太阳病小青龙汤证"时说"凡遇外感喘证可治以小青龙汤者，莫不投以小青龙汤。而临证细心品验，知外感痰喘之挟热者，其肺必胀，当仿《金匮》用小青龙加石膏，且必重加生石膏方效"，又云"平均小青龙之药性，当以热论。而外感痰喘之证又有热者十之八九，是以愚用小青龙汤三十余年，未尝一次不加生石膏。即愚所遇之证分毫不觉热，亦必加生石膏五六钱，使药性之凉热归于平均。若遇证之觉热，或脉象有热者，则必加生石膏两许或一两强……盖如此多用石膏，不唯治外感之热，且以解方中药性之热也。因为有石膏以监制麻黄，若遇脉之实者，仍宜用麻黄一钱"。

读曹颖甫先生《经方实验录》云："予近日治丁姓妇十年痰饮，遇寒即剧，日晡所恶寒而喘，亦用此方。方用麻黄三钱，细辛二钱，干姜三钱，白术三钱，半夏三钱，桂枝四钱。经服二剂，咳喘略减，而无汗恶寒如故。再加麻黄二钱（合五钱），细辛加一钱（合三钱），外加杏仁四钱，炮附子四钱，效否待明日方知。然姜生治张君，两用轻剂而即效者，实由本年新病，不同宿疾之未易奏功也。"

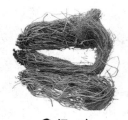

细 辛

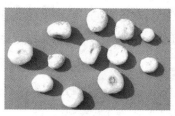

半 夏

张、曹二位均为近代医家，张居河北，曹在沪上，何用药有此冰炭之反？有谓处方用药因地制宜。北方寒冷，人多腠理致密，平素少汗，里之郁热尤多，故张加石膏；南方炎热，人多腠理疏松，平素多汗，卫外之阳多虚，故曹用附子。此之谓乎？抑或用药习惯使然乎？还望同志者释疑。祝味菊先生治咳喘亦常用小青龙汤加附子，认为："哮喘为阴阳俱虚，痰浊为祟，肺分泌痰涎愈虚，则阴愈虚，阳虚用温，阴虚不能用甘寒，始克有济。"祝氏对于阴阳俱虚之证一向主张温阳为先，反对寒凉。噫！读书之难也，临证用药欲丝丝入扣尤难矣！虽理说均通 ，然用药总以见证为准，因人因病制宜始为正途。

何姓8岁小儿，素有咳喘之疾，一有外感，勿论何季节，必咳嗽无疑。此次3月初感冒咳嗽，打针消炎多日，虽有小效，但反复发热已十余日，转来诊治。发热38℃，咳嗽阵作，喉中痰鸣，不易咯出。见面色红，舌苔白厚而干，饮食二便尚可，予麻杏石甘汤加味：麻黄6g，杏仁6g，甘草10g，石膏20g，桑白皮6g，蜜紫菀6g，炙枇杷叶6g，煎取400ml，每日4次温服，一剂热解，再剂咳出大量黄黏痰涎，舌苔也退，以为病解，再者孩子也不愿再吃药，随即停药观察。越二日，热再起，咳复旧。嘱若有大问题，可听医嘱住院治疗。半日后复来，带肺部X线报告称"左肺纹理增多，左下肺斑片影，考虑肺炎。建议CT检查"。血检：

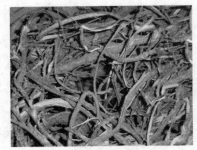

桑白皮

"白细胞计数$23.2×10^9$/L，中性粒细胞75%（高），淋巴细胞18.3%（低）。"诊断结论："①肺炎；②败血症？"现证：脉滑大，舌红，薄白干苔，身常有小汗出，咳嗽阵作，热依旧38℃，不渴，二便可。处小青龙加石膏汤：麻黄5g，桂枝6g，干姜4g，芍药5g，半夏5g，细辛4g，五味子5g，甘草6g，石膏20g，再加杏仁5g，鱼腥草20g，一剂热下，仅仅36.7℃，下午测体温稍高。方不变，续吃3剂，热解咳无。

吴鞠通的《温病条辨》下焦篇曰："喘咳息促，吐稀涎，脉洪数，右大于左，喉哑，是为热饮，麻杏石甘汤主之。"提出了"热饮"一说。"盖饮属阴邪，非温不化，故饮病当温者十有八九，然当清者，亦有一二"，此饮病有当用石膏者。张机的《金匮要略》曰："肺胀，咳而上气，烦躁而喘，脉浮者，心下有水，小青龙加石膏汤主之。"此也张机之治热饮者欤？

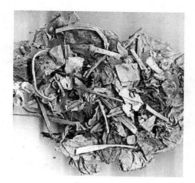

鱼腥草

［樊正阳］

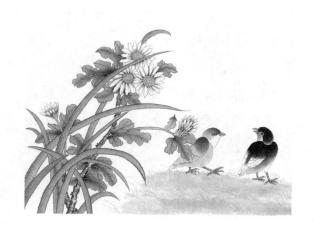

青竹验方——腰酸

　　腰酸一症，临床颇多见，有与腰痛并见者，亦有单酸不痛者，中医先生亦多能将其很快治愈。然由于医学院校的教材和很多中医经典著作上，并未将此病专门列出一篇，散见于腰痛等病篇。部分医生认为其原因当与腰痛一样，无非程度不同，无外乎肾虚、风寒湿邪侵袭、瘀血痰饮等。笔者初亦如此认为，用药时各种原因兼顾结合辨证，虽都能很快减轻，然患者多在服药3～6服稍减轻后放弃治疗，等于笔者没把问题彻底解决，而且用药思路不明确，也造成了药材资源的浪费。

　　笔者苦思冥想，多方翻阅古籍著作，又在网上反复搜索查阅，企图找到关于腰酸的详细辨证和根本原因，以期更加明确地辨证，更加有针对地用药，更加快速地获效，但却收获不大。

　　而后又多方查阅，终于在张璐的《张氏医通》上找到一句古训："腰痛尚有寒湿伤损之异，腰酸悉属房劳肾虚。"

　　也就是说，腰酸别无他因，但按肾虚治疗即可，笔者依照此旨结合自己经验，拟出一方，验之于临床，大效，后屡试屡爽，疗效果然好于之前多方兼顾时数倍。下面举一病案，以资同道参斧。

　　周某，女，29岁，2012年10月3日，初诊。

　　自诉腰酸3年，不分昼夜冬夏，阴天晴天，整日酸楚，劳累后加重，重时坐下起不来，腰微痛，另有少量白带，余无不舒。舌体偏小，质稍淡，苔白湿。脉细弱，左尺涩。诊为腰酸。

　　辨证：肾虚劳损。

　　治则：益肾壮督。

处方：左归丸加味。

熟地黄20g	怀山药30g	山茱萸15g	鹿角胶2块
菟丝子15g	生杜仲30g	牛　膝15g	枸杞子15g
淫羊藿30g	仙　茅15g	巴戟肉15g	川续断15g
砂　仁10g	苍　术30g	白　术15g	薏苡仁60g
独　活15g	桑寄生15g		

5服，水煎早晚服，1服药可煎3次。

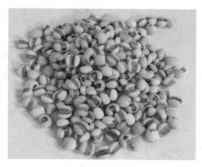

薏苡仁

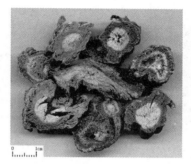

独　活

因肾虚不能速补，故用药5服。患者服至4服时，电话告知症状已基本消失。因肾虚不能速复，遂嘱其再用5服巩固。

如临床当中患者无一点湿证和疼痛，可去掉苍术、白术、薏苡仁、独活、桑寄生，纯补肾即可。因该患者确有微痛和湿证，故加少许祛湿止痛药，然突出以补肾为主，且苍术、白术、薏苡仁即可祛湿止痹痛，又可止该患者的白带，还防熟地黄等滋阴药碍胃之弊，并不多余。

[邹帅（青竹逸仙）]

几张凉茶方子

南方人爱喝凉茶，此处收载几则凉茶的方子，与大家共享。

 去火茶

处方：野菊花10g　　金银花10g　　山栀子8g　　桑　叶10g
　　　熟地黄15g　　玄　参10g　　生地黄15g　　白糖适量

 熬夜清火茶

处方：茯　苓30g　　麦　冬15g　　怀山药10g　　枸杞子10g
　　　甘　草3g　　鱼腥草15g　　金银花10g　　玄　参10g
　　　牡丹皮10g

 感　冒　茶

处方：荆　芥10g　　防　风10g　　板蓝根15g　　藿　香10g
　　　紫苏子10g　　佩　兰10g　　白　芷10g　　辛　夷10g
　　　细　辛3g　　　前　胡10g　　牛蒡子10g　　木蝴蝶10g

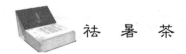 祛 暑 茶

处方：白扁豆10g　　荷　叶10g　　厚　朴10g　　木棉花15g
　　　藿　香10g　　紫苏子10g　　芦　根15g　　火麻仁10g

 养颜去痘凉茶

处方：金银花15g　　蒲公英15g　　板蓝根15g　　野菊花10g
　　　岗梅根15g　　白茅根15g　　红丹参15g　　川厚朴10g
　　　生地黄15g　　熟地黄15g　　玄　参15g　　白糖适量

［郑爱生（随心）］

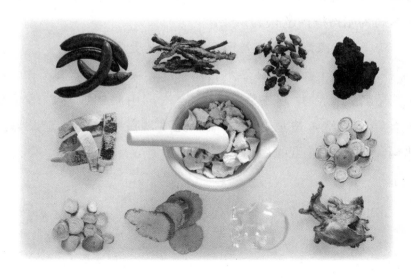

婴儿湿疹良方——消风导赤汤

　　婴儿湿疹又称"奶癣"，是1-2岁的婴幼儿常见的过敏性皮肤病，患儿常有家族过敏史，且多见于人工哺乳的婴儿，大多发生在面颊、额部、眉间和头部，严重时躯干四肢也会出现。此病在临床较为常见，忆及1999年，笔者刚走出校门，在市中医院实习，有幸遇名老中医严吉太，擅长中医外科，每日上午坐诊，门庭若市，接诊病人多为皮肤疾病。其治疗婴儿湿疹多以一个处方治疗，屡屡起效，严老指导说："此方为消风导赤汤，出自《医宗金鉴》，以后可多看看这本书。"笔者工作以后，以此书为案头常读之书，且收获较多。现将此病治疗之经验笔录于此，分享于同仁。

　　婴儿湿疹，其发病的原因多由于禀性不赖，脾胃运化失职，内有胎火湿热，外受风湿热邪，两者蕴阻肌肤而成，或因消化不良、食物过敏、衣服摩擦、肥皂水洗等刺激而诱发，正如《医宗金鉴·外科心法要诀》称本病为胎癥疮，歌诀为：

　　　　　癥疮始发头眉间，胎中血热受风缠，
　　　　　干痒白屑湿淫水，热极红晕类火丹。

　　并"又名奶癣，痒起白屑，形如癣疥，由胎中血热，落草受风缠绵……有误用烫洗，皮肤起粟，瘙痒无度，黄水浸淫，延及遍身"，发为此病，并指出皆可服用消风导赤汤治疗。

158

组方：生地黄12g　　赤茯苓12g　　牛蒡子6g　　白鲜皮12g

　　　　金银花12g　　南薄荷叶9g　　木　通6g　　黄　连6g

　　　　甘　草3g　　灯心草3g

组方剂量为我常用剂量，可供参考。本方为导赤散加味而成，生地黄凉血滋阴以制心火，赤茯苓、木通利水通淋利湿，牛蒡子、金银花、白鲜皮、薄荷、黄连清热解毒以利湿，加灯心草清心经之热，诸药合用，共奏清热除湿、祛风止痒之功。在这里录用《医宗金鉴》的方歌，以备临床运用。

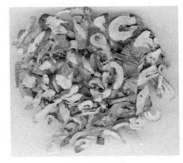

白鲜皮

　　　　消风导赤医胎癥，疏风清热蒡黄连，

　　　　白鲜生地赤苓薄，银花灯草木通甘。

2002年春季，治一婴幼儿，10个月，自半岁开始患湿疹，曾在县医院治疗，诊断为婴儿湿疹，给予口服异丙嗪，激素软膏外搽等治疗，症状好转，但反复发作，后来我处治疗。时见患儿较胖，眉间、面颊、额部见红斑、丘疹、结痂、痂处黄色，有少许液体渗出，爱哭闹，小便黄，大便正常，舌苔黄微腻，指纹风关紫红。

处方：生地黄10g　　赤茯苓10g　　牛蒡子6g　　白鲜皮10g

　　　　金银花10g　　薄　荷6g　　木　通3g　　黄　连3g

　　　　蝉　蜕5g　　甘　草3g　　灯心草2g

3剂。并外用氧化锌3g，兑入蛋黄油中外搽，每天3～5次。1周后复诊，病儿皮损明显好转，红斑丘疹明显消退，有少许结痂，不爱哭闹。效不更方，嘱继以上方2剂调治，外用方不变，药后病愈。

　　当然，治疗本病，除应用合理的药物外，还要配合适当的护理。如勤剪指甲，以免婴儿自己搔抓导致感染；衣被不要包裹过多，贴身衣物可选用纯棉或真丝制品；禁食辛辣、腥膻、刺激性及高油腻饮食，如葱蒜、韭菜、辣椒、香菜等。避免使用热水、肥皂、沐浴液、洗发水等含有香料的洗涤品，用温清水洗澡，正如《医宗金鉴·外科心法要诀》云："乳母俱忌河海鱼腥、鸡、鹅、辛辣动风、发物，缓缓自效。"

[田丰辉（百川千仞）]

乳腺炎小单方

　　仙人掌鲜者适量，去外皮刺，入冰片少许，共捣为糊，贴敷患处，有神效。

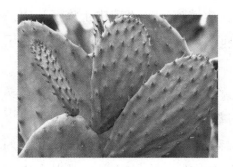
☯ 仙人掌叶

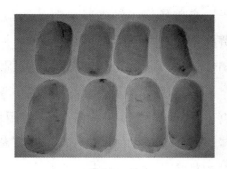
☯ 冰　片

　　有一友妻，患此症，某医院输液3天效罔，乍寒乍热，痛肿难忍。急如法敷用，当时感清凉舒适，当晚症若失。曾治3人，尽佳效。

　　此乃家父验方，供同道试用。

[王军（杏林一翁）]

钟以泽三黄固本汤

三黄固本汤是成都中医药大学钟以泽老师的经验方，钟老生于1938年，是以前有"南文北赵"之称的中国中医皮肤界泰斗文琢之先生的弟子。未曾侍诊于钟老时，对其经验方"三皮消痤汤""三皮止痒汤""三黄固本汤"等就耳熟能详。后从钟老学医，对其学术思想与临床经验有了初步认识，临床后经常使用三黄固本汤，现略谈体会与运用于下。

三黄固本汤由黄芪、黄精、熟地黄、当归、菟丝子、枸杞子、桑椹、制何首乌等药物组成，常用的加减药物还有女贞子、墨旱莲、麦冬、淫羊藿、白芍、怀牛膝、石菖蒲、肉桂等药物。这是一首补肝肾为主的处方。钟老是以擅长补血养阴著称的中医皮肤科专家，对很多虚损型皮肤病比较强调养血润燥，这是其风格，也与其患者群体有关。如果以为钟老只知一味养阴，那是很片面的，因为据我所知，他在内科杂病方面的治疗也是很擅长的，我曾经请教他很多内科杂病的治疗，其实他是很讲究辨证论治的，伤寒、金匮、温病及各家方药，该用何方就用何方，倒没有偏见。

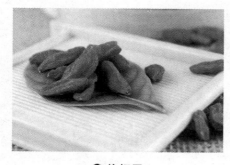

☯枸杞子

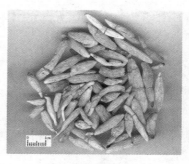

☯麦　冬

大致来说，运用此方，脉需沉细或沉细无力，舌淡。舌淡，少津液，口干者可加知母、麦冬、玉竹之类；舌淡而润，兼有阳虚的需加淫羊藿，甚者加肉桂；脉略带弦象并有肝旺症状的，宜加白芍、怀牛膝及稍佐平肝之药，需要配合通窍的，需加石菖蒲。

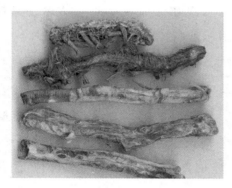

☯ 知　母

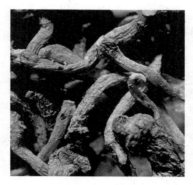

☯ 玉　竹

随钟老抄方时，见钟老常用此方治疗皮肤病后期虚损症状明显，需养血润燥补肝肾者。常见的如银屑病、红斑狼疮等病后期有肝肾亏损者。当然，作为自己的经验方，钟老运用得心应手，也用来治疗一些内科杂病和妇科病之类的。曾有一女性，30岁左右，因长期不能出汗来就诊，时见神疲乏力，面色㿠白，月经量少，脉沉细无力，舌淡。钟老以黄芪、黄精、熟地黄、当归、菟丝子、枸杞子、桑椹、制何首乌，稍佐石菖蒲，3剂后即微微有汗出，后坚持调理而安。

后来，我自己也用此方治疗了一些病人，现录几例，供大家参考。

病例1：不知名者，男，30岁左右，其主要症状是脱发，体型中等，胃口极好，考虑可以大补精血，以黄芪、黄精、熟地黄、当归、菟丝子、枸杞子、桑椹、制何首乌、焦山楂、石菖蒲做丸，服用1个月余，即长出新发。

病例2：黄某，女，35岁，体丰，烦躁易怒，月经量少色黑，淋漓不断，需10日方结束，脉沉细，舌淡。经前治以黄芪、黄精、熟地黄、当归、菟丝子、枸杞子、桑椹、制何首乌、川芎、白芍、牡丹皮、栀子，

4剂。当月月经除第一二天量略少，色暗外，其余5天色正量可。因其体胖，嘱其平时坚持服用健脾化痰成药。

病例3：邓某，女，43岁，便秘多年，一直吃番泻叶、决明子之类的药维持解便。诊见面晦黯略带青，脉沉细，舌淡乏津液。治以黄芪、黄精、熟地黄、当归、菟丝子、枸杞子、桑椹、制何首乌、麦冬、桔梗、杏仁。服药一剂即大便通畅，又服用数剂后，原方做丸坚持服用。

病例4：于某，女，28岁，平时感冒后，即在晚上12点左右高热至40℃以上，多年如此，患者不胜其苦。考虑其虚在厥阴。适初诊在月经结束时，神疲乏力，脉沉细无力，舌淡苔白厚腻，考虑是精不能化气所致苔白厚腻，治以黄芪、黄精、熟地黄、当归、菟丝子、枸杞子、桑椹、制何首乌、桑寄生、怀牛膝、淫羊藿等，3剂后舌苔如扫，面色容光焕发。后因其出差而服用免煎剂，并处一乌梅丸合小柴胡之方供发热时服用。

[刘平（悬壶先生）]

根治手脚冰凉——特效方

在论坛看到了一篇关于手脚冰凉的帖子。没有想到有这么多朋友关心。

手脚冰凉实乃小病，大多会自愈。但久拖不愈就会引起其他病变。在此特献上一方。手脚冰凉最好不要服药，运动和外用药是最好的。病因病理就不谈了，因为本方一律有特效，且无任何副作用（此方治疗冻疮效果亦佳）。

大个干红辣椒5个，放入多半盆水的洗脸盆内，煮沸30分钟。将脚或手置其上用热气熏，待水温合适，入内浸泡。

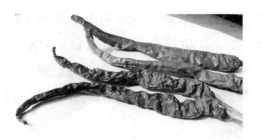

🌀 干红辣椒

每天1次，3天见效，7天痊愈。
反复使用多次可根治。

［zdr58000］

神仙粥应用体会

岳美中：清代吴翌风《灯前丛录》载神仙粥，专治一切感冒症。凡初得病二三日者，服之即解。法用糯米30g，生姜5～6片，河水2碗，于砂锅内煮一二滚后，次入带须葱白适量，煮至米熟，再加酸醋半小盏，入内搅匀，趁热吃粥，或只服粥汤，于无风处睡，以出汗为度。余曾将此方用量略加变通，施于老人感冒，安全有效。（寒证）

上面是花香丁先生发表在博客里的文字，内容转引自《岳美中医话集》，这个大家都知道。这里说说用这个方法的一点体会。

1994年，笔者在学校时有一次感冒，头痛甚，咽部不适，当时没有药物，又不谙针灸等外治之术，时当晚饭时分，想起了这个方子。于是，煮方便面1包，入葱、姜、胡椒粉若干，煮面熟，如常吃面喝汤，随即早早上床休息，小睡一觉后，诸恙皆失。这是一种变通使用的方法。

此后多年来，每逢自己或家人感冒小恙，均以神仙粥法治之，皆有一定效果。

我的经验是：

①普通大米就行，现在北方人家中没有人备用糯米；

②米不可多，煮粥要薄而稀一些；

③葱和姜似乎不必拘泥先后，但是因为煮粥时间长，不妨考虑后下为好；

④一般不加醋，似乎非必要。

⑤一定要趁热喝，晾凉后功效大减。

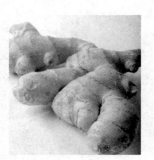

🌀 生 姜

［郭　全（gqdxk）］

166

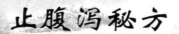

止腹泻秘方

秋季小儿腹泻比较多，笔者特献一良方，以帮助需要的朋友。

处方：葛 根5g	茯 苓5g	大腹皮5g
山 药5g	白豆蔻2g	车前子5g
明党参5g	白 芍3g	甘 草2g

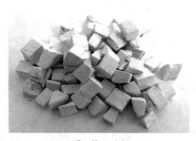

葛 根

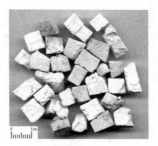

茯 苓

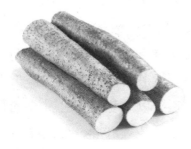

山 药

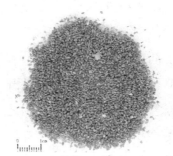

车前子

这是婴幼儿剂量，根据年龄、体重，按比例可加重剂量。一般1剂见效，不超过3剂就可以止住。

[周氏杏林]

167

读医札记之和肝汤及临床应用

[方源]"和肝汤"为方和谦教授自创的经验方,化裁于《太平惠民和剂局方》逍遥散。先生在此方的基础上加用党参、香附、紫苏梗、大枣四味药,使其和中有补、补而不滞,既保留了逍遥散疏肝解郁、健脾合营之内涵,又加重了培补疏利之特色,从而拓宽了逍遥散的用途。

处方:当 归12g　　白 芍12g　　白 术9g　　柴 胡9g
　　　茯 苓9g　　生 姜3g　　薄荷(后下)3g　　炙甘草6g
　　　党 参9g　　紫苏梗9g　　香 附9g　　大 枣4枚

"和肝汤"的组成有三个特点:其一,本方以当归、白芍为君药,养血柔肝。肝为刚脏,体阴而用阳,以归、芍阴柔之品涵其本。其二,本方以柴胡、薄荷、紫苏梗、香附为臣药。柴胡、薄荷疏肝以解郁,加入紫苏梗、香附不仅降肝之逆,且能调达上、中、下三焦之气,四药合用有疏肝解郁,行气宽中之功,此所谓"肝欲散,急食辛以散之",以辛散之剂遂其性。其三,本方以参、苓、术、草四君为佐药,甘温益气,健脾和胃,既遵张机"见肝之病,知肝传脾,当先实脾"之旨,又收"肝苦急,急食甘以缓之"之用,达到以甘温缓急杜其变的目的。上述特点使"和肝汤"成为一首调和气血、疏理肝脾、体用结合、补泻适宜的方剂,在临床上广泛应用于肝脾失和的病证。

[主治]肝郁血虚,脾胃失和,两胁作痛,胸胁满闷,头晕目眩,神疲乏力,腹胀食少,心烦失眠,月经不调,乳房胀痛,脉弦而虚者。

[加减原则]以肝郁脾虚、气血失调为主证,根据兼证的寒热虚

实加减用药。

［典型医案］

1. "正气为本，扶正以祛邪"的治疗观

张某，男，40岁。2005年3月10日初诊。直肠癌根治术后放疗，出现腹泻，伴白细胞减少。

初诊：患者2月2日在肿瘤医院做直肠癌根治术，病理报告示高分化腺癌。2月22日开始放、化疗，遂出现腹泻，前来中医处就诊。患者10天来乏力口干，气短懒言，恶心纳差，大便4～7次/日，量少。查血常规：白细胞3.0×10^9/L。舌红苔薄白，脉细缓。诊为肠癌泄泻（直肠癌术后放疗不良反应），脾虚证。治以益气养血，健脾和胃。方拟滋补汤加减。

处方：党　参9g	茯　苓9g	白　术9g	炙甘草6g
当　归9g	熟地黄9g	白　芍9g	肉　桂3g
陈　皮9g	木　香3g	大　枣4枚	生黄芪15g
枸杞子10g	麦　冬10g	焦神曲6g	

14剂，水煎服，每日1剂。

二诊：药后腹泻次数减少，2～3次/日，仍感乏力、盗汗，食量稍有增加。查血常规：白细胞3.5×10^9/L。原方有效，继服前方14剂，水煎服，每日1剂。

三诊：大便已正常，偏软；食欲差，纳少；舌洁，脉细缓。血常规：白细胞3.2×10^9/L。仍以滋补汤调理，加生薏苡仁、浮小麦各15g。

处方：党　参9g	茯　苓9g	白　术9g	炙甘草6g
当　归9g	熟地黄9g	白　芍9g	肉　桂3g
陈　皮9g	木　香3g	大　枣4枚	枸杞子10g
麦　冬10g	生黄芪15g	焦神曲6g	

15剂，水煎服，每日1剂。服3天，停1天。

按：患者因直肠癌术后，气血亏虚，放疗为热邪损伤，耗气伤阴，脾气虚则脾失健运，水谷混杂而下，以致发生泄泻。"脾胃为后天之本"，泄泻造成水谷精微不能吸收而致后天失养，故乏力气短；脾主运化、胃主受纳，脾胃受损，津液化生不足，不能上承故口干；胃气上逆则恶心；气血亏虚，故见白细胞减少。病位在中焦，病性属气血亏虚。

癌症的放、化疗，不可避免地合并放射性反应与损伤，对机体正常组织带来不可避免的损害，白细胞计数减少是最常见的表现之一。放化疗后，机体出现的症状多属于"热毒伤阴"，因此治疗上多以清热解毒、益气养阴为主。脾胃为后天之本，气血生化之源，大病术后气血受损，继而放化疗，更伤津耗气，损伤脾胃。该患者已进行放化疗5次，腹泻、气短、懒言为气虚之象，面色失华、白细胞减少为血虚之征。方和谦先生用滋补汤治之，寓在气血双补，脾胃同调。方中四君子汤合生黄芪健脾益气；四物汤合枸杞子、大枣补血；以陈皮、木香、焦曲行气消食和胃，因此可见患者药后腹泻止。患者在放化疗过程中，通过中药配合，改善机体气血失衡的状态，使血细胞维持在正常水平，使放、化疗得以继续进行。先生在临证中非常重视保胃气，提出"大病必顾护脾胃"，此病例就是一个很好的例子。

2. "和为扶正，解为散邪"

张某，女，56岁。2005年12月22日初诊。

左上腹隐痛3个月，常因饮食不调而发作。

初诊：患者3个月来，一旦饮食稍有不适，即出现左上腹隐痛，于某院消化科做胃镜检查示：慢性浅表性胃炎。腹部B超示：脂肪肝，肝多发囊肿。三酰甘油3.7mmol/L。服西药效果不佳。患者现腹痛，口苦，纳可，厌油腻，二便调；舌质红，苔略厚，脉弦平。诊为胃脘痛（慢性浅表性胃炎），肝胃不和证。治法：疏肝和胃。方拟和肝汤加减。

处方：当　归9g　　白　芍9g　　党　参9g　　北柴胡5g
　　　茯　苓9g　　陈　皮10g　香　附6g　　炒白术9g
　　　法半夏6g　　焦神曲6g　紫苏梗6g　　大　枣4枚
　　　佛　手6g　　砂　仁5g　　白豆蔻3g　　炙甘草6g
　　　薄　荷(后下)5g

12剂，水煎服，每日1剂。

复诊：患者药后腹痛缓解。食纳可，二便调。刻下自觉脐周不适，恶心，时头晕；舌苔白，脉平缓。继用和肝汤调理。

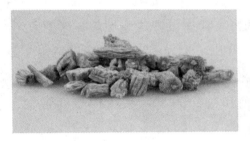
当　归

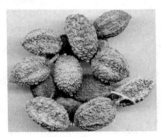
砂　仁

处方：当　归6g　　白　芍6g　　陈　皮10g　法半夏5g
　　　茯　苓12g　薄　荷(后下)5g　香　附6g　　炙甘草5g
　　　干　姜2g　　焦神曲6g　紫苏梗6g　　大　枣4枚
　　　莱菔子6g　　郁　金6g　炒谷芽15g

12剂，水煎服，每日1剂。

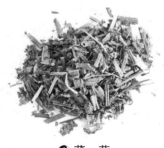
薄　荷

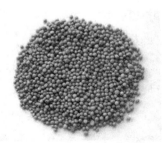
莱菔子

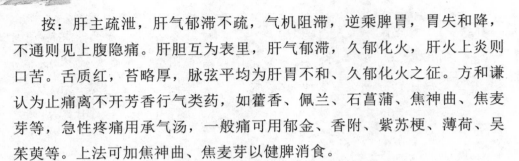

按：肝主疏泄，肝气郁滞不疏，气机阻滞，逆乘脾胃，胃失和降，不通则见上腹隐痛。肝胆互为表里，肝气郁滞，久郁化火，肝火上炎则口苦。舌质红，苔略厚，脉弦平均为肝胃不和、久郁化火之征。方和谦认为止痛离不开芳香行气类药，如藿香、佩兰、石菖蒲、焦神曲、焦麦芽等，急性疼痛用承气汤，一般痛可用郁金、香附、紫苏梗、薄荷、吴茱萸等。上法可加焦神曲、焦麦芽以健脾消食。

此案因饮食不调引起胃脘痛，用和肝汤疏肝和胃治之。方中柴胡、薄荷、香附、佛手、郁金疏肝解郁，理气止痛；芍药、甘草和中缓急止痛；当归、大枣养血和血调中；党参、茯苓、白术健脾培中；砂仁、白豆蔻、陈皮、枳壳、紫苏梗温中化湿，行气止痛；焦神曲、炒谷芽健胃消食。全方理气和胃止痛，对肝胃不和型慢性浅表性胃炎确有良效。

薛东庆简评：方和谦自创的和肝汤实为逍遥散加味，特附上赵清理先生的逍遥散加味变化，以拓宽临证思路。

逍遥散源自宋代《太平惠民和剂局方》，系由仲景四逆散演化而来，为调肝理脾、开郁散结之良方。

活学活用逍遥散在于一个"活"字，执一方灵活增减，可愈百病，可谓执简驭繁，博而能约。古人将逍遥散列于和剂，肝郁开解，脾健则血得养，气血和畅。另外赵老认为当今社会的情况郁证见多，逍遥散应用范围较广，因百病生于郁。郁证的临床表现多种多样，可共见气机郁滞的症状，如精神抑郁、情绪不宁、胸肋胀满疼痛等，这是诊断的重要依据。郁病多在中焦，所以调理肝脾是治郁之大道。赵老用百变逍遥散达到炉火纯青的地步，可以效法。该方男女通用，基本方：炙甘草15g，当归30g，茯苓30g，芍药30g，白术30g，柴胡30g。

（1）丹栀逍遥散：源自明·薛立斋《内科摘要》。原方加牡丹皮、栀子各一钱，为古逍遥散。薛氏用治肝脾血虚，发热、潮热、晡热、自汗、头痛目涩、怔忡不宁、颊赤口干、月经不调、肚腹作痛、小腹重坠、水道涩痛、肿痛出脓、内热作渴等。加养心安神镇静药可以治疗失眠。

（2）黑逍遥散：源自《医略六书·女科指要》。也为古逍遥散，原方加熟地黄或生地黄，具有疏肝健脾、养血调经之效，血虚加熟地黄，血虚生内热加生地黄。

（3）辛芷逍遥散：系逍遥散加细辛、白芷，二药温通血脉、祛风止痛。治肝郁气滞，血脉不通，风寒湿阻于脉道而头痛、鼻塞、胸腹胀痛、经行腹痛等。

（4）荆防逍遥散：系逍遥散加荆芥、防风，以辛散温解表寒，治肝气郁滞而复感风寒，疏肝解郁，发越郁阳。气郁于内，不达肌表，御邪不能，必感风寒。

（5）桃红逍遥散：即逍遥散加桃仁、红花，解郁以逍遥散，活血以桃仁，郁气得散，瘀血得活。郁久血瘀，胸肋刺痛，痛有定处，舌有瘀点或瘀斑。

（6）四海逍遥散：系逍遥散加海藻、海螵蛸、海蛤壳、昆布，理气舒郁，化痰散结，治气机郁滞的瘿气、结节肿块、瘰疬等。

（7）熄风逍遥散：系逍遥散加羚羊角（代）、钩藤，疏肝解郁、凉肝息风，治肝郁化火生风，致头目眩晕、心烦少寐、肢体麻木、舌强语憨、半身不遂、舌红脉弦。

（8）八珍逍遥散：系逍遥散加八珍汤，疏肝解郁，补益气血。气血虚弱，胸肋不适，心慌气短，面色无华，情志抑郁，头晕目昏，体疲无力，舌淡体胖，脉弦无力。八珍汤补虚，逍遥散解郁。

（9）解毒逍遥散：即逍遥散加蒲公英、金银花，疏肝解郁，清肝解毒，用于热毒蕴结之结核肿痛、病毒性肝炎患者等。有肝郁湿热黄疸，则加茵陈、板蓝根，是为复肝逍遥散。

（10）白虎逍遥散：即逍遥散加白虎汤，疏肝解郁，清胃滋阴。

（11）四金逍遥散：即逍遥散加金钱草、金银花、海金沙、鸡内金。

（12）生脉逍遥散：即逍遥散加生脉散。

（13）降浊逍遥散：即逍遥散加佩兰、天麻。

（14）化湿逍遥散：即逍遥散加半夏藿香。

（15）银胡逍遥散。

（16）秦甲逍遥散：即逍遥散加秦艽和鳖甲。

（17）加青蒿、鳖甲，是青甲逍遥散。以上15～17三方为退热三逍遥散。

（18）天麻川芎逍遥散。

（19）加川芎、菊花是芎菊逍遥散。

（20）橘皮竹茹逍遥散。

（21）旋覆代赭石逍遥散。

（22）加夏枯草、牡蛎是消瘰逍遥散。

（23）贝母易牡蛎为枯贝逍遥散。

（24）贝母易夏枯草为软坚逍遥散。

（25）四七逍遥散即逍遥散加四七汤。

（26）乌药荔枝逍遥散。

（27）金铃逍遥散。

（28）越菊逍遥散。

（29）芎芷逍遥散。

（30）三仙逍遥散加焦三仙。

（31）导赤逍遥散。

（32）二陈逍遥散。

（33）失笑逍遥散是加蒲黄、五灵脂。

（34）十灰逍遥散。

（35）胶艾逍遥散。

（36）知柏逍遥散。

（37）百合逍遥散。

（38）良附逍遥散。

（39）六味逍遥散。

（40）二仙逍遥散。

（41）茱连逍遥散。

（42）枣仁逍遥散。

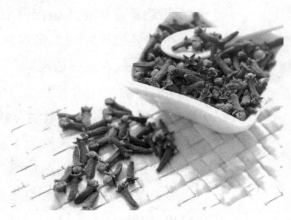

（43）胶枣逍遥散。

（44）棱莪逍遥散治疗癌症。

（45）龙牡逍遥散。

（46）保和逍遥散。

（47）香附逍遥散。

（48）香胡止痛逍遥散。

（49）香桃理气逍遥散。

（50）香曲化食逍遥散。

（51）二妙逍遥散。

（52）三甲逍遥散。

（53）加川续断、桑寄生为寿胎逍遥散。

（54）四香逍遥散是加茴香、木香、丁香、沉香。

（55）加石菖蒲、郁金是醒脑逍遥散。

（56）甘麦大枣逍遥散。

（57）逍遥散配羌活是除痹逍遥散。

（58）玉屏逍遥散。

（59）胸痹逍遥散。

（60）参芪逍遥散。

（61）三子逍遥散。

（62）宣肺逍遥散。

（63）二母逍遥散。

（64）二冬逍遥散。

（65）珍砂逍遥散。

（66）加黄芩、半夏是和解逍遥散。

（67）丹青逍遥散。

（68）枳桔逍遥散。

（69）加木瓜、牛膝是强筋逍遥散。

（70）乌金逍遥散。

（71）芩连逍遥散。

（72）加三七是治血逍遥散。

（73）佛手逍遥散。

（74）消胀逍遥散。

（75）羚翘逍遥散。

总之，要抓住逍遥散的主要用方症状和其他的兼症，巧妙使用。

[薛东庆]

飞仙遥白喉散

组成：薄荷末六钱，蒲黄末五钱，犀黄三分，玄明粉四钱，煅月石五钱，珍珠五分，大梅片一钱，西瓜霜四钱，甘遂四分。

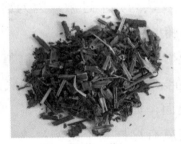
☯薄荷

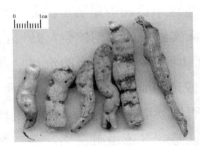
☯甘遂

制法：各药研极细，称准分量，配合共研匀，瓷瓶密封勿令气泻。

用法：每取适量吹喉。

功效：可清热化毒消肿，治一切喉证，白喉、喉痧尤佳。于喉症皆有良效。

注：此方为常州喉科世医秘传，不见诸书，20世纪60年代曾公开一次，至今则知者甚稀矣。为免失传，特此公开。

[宋启明（cyjkz）]

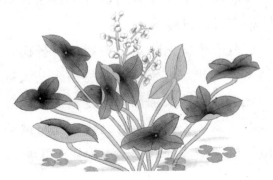

因药致病浅议

清代名医王士雄（王孟英）先生曾说："病于病而死者十之三，病于药而死者十之七。"说的是医生用药不当造成的危害，要远大于疾病本身。他这个话说得是否有些过激呢？我认为并不过激，因为这是他在长期临床实践中的深刻体会，是发自肺腑的箴言。

严格地说，对一个病的治疗，要随着病情的转变而随机调整治法与用药，或适可而止，静以观之，而不能一成不变或一竿子到底地治疗下去，否则就会因药致病，甚至走向反面，如由热证转为寒证，或实证转为虚证等。《王孟英医案》卷二肿门就有这样一个案例："一男子患喉痹，专科治之甫愈，而通身肿势日甚，医者惊走。孟英诊之曰：病药也。附子理中汤数例而痊。予谓喉痹治以寒凉，法原不谬；而药过于病，翻成温补之证。是病于药也，非病于病也。"此病即是由于过用寒凉之药，使病人原来的热证转变为后来的寒证，由实证转为虚证，即适得其反。故孟英不得不采用相反的治法以纠偏，可见临床掌握用药进程之重要。医者要随时观察其反应，用药适可而止。然而目前在临床上有的医生一次处方就给病人开7～10剂药，不管什么病，也不管病人服了前面两剂药后会有什么变化，这种方式值得商榷。

《王孟英医案》卷一泻门，还有一个案例亦足资说明："杨氏妇孀居患泻，久治不瘥。孟英曰：风木行胃也。彼不之信，另招张某大进温补。乃至腹胀不适，夜热不眠，吐酸经秘，头痛如劈，复乞孟英视之。先投苦泄佐辛通以治其药，嗣以酸苦息风安胃，匝月乃瘳。续与调补，汛至而康。"这也是一位由于温补失误造成的病患，不仅腹泻未愈，而

178

且还增加了腹胀、失眠、吐酸、经闭及头痛等症，说明是原先的用药不当。所以孟英不得不"先投苦泄辛通以治其药"，也就是治其因温补所造成的气机壅塞。王孟英一再强调，温补之法不能滥用，许多疾病都是由于温补造成病情加剧或复杂化。像这样的案例在《王孟英医案》中甚多。所以他曾大声疾呼："今之医者，每以漫无着落之虚字，括尽天下一切之病，动手辄补，举国如狂。目击心伤，可胜浩叹！"难怪有一位因外感濒危被王孟英用大剂寒凉药（包括用犀角三两有奇）从死神手里挽救回来的病人家属鲍夫人感慨地说：吾"归许氏二十余年，目击多人，无不死于温补"。此言诚非虚语。

笔者近日治一位68岁的老妪陈某，其主诉是小腹胀痛，兼小便不利，又见舌苔略腻，脉略弦数。三天前她曾在另一位中医那里诊治，据云服药仅3次后即觉症状有所加重，且出现眼瞀，故不敢再服。我视其前医处方中有桂枝、白术、黄芪、云苓、石菖蒲、乌药、延胡索等，药性偏温，与此证之属湿热滞于下焦且疏泄不利者不相吻合。故我改投柴胡、苦参、黄柏、半枝莲、白芍、丹参、川木通、车前子、夏枯草等清利湿热药予之。因该患者以往也有过类似症状，经我以上法治之皆有效。此证显然不属寒证，也基本不属于虚证，故不宜用温补之药，如用之反使病增。

总之，过度治疗，或妄用温补，辨证不清，皆可因药致病，临床医者可不慎乎！

［王昆文］

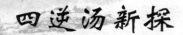

四逆汤新探

 四逆汤证为里寒虚证，功用为"温里补虚，回阳救逆"

人民卫生出版社出版的"中医药学高级丛书"，熊曼琪主编的《伤寒论》第932页将"四逆汤"的功用概括为"温中散寒，回阳救逆"，这其实还不够精确，应该是"温里补虚，回阳救逆"，我们不妨作进一步的思考探索。

《伤寒论》有关四逆汤（附子、干姜、甘草）的主治条文共有15处，通脉四逆汤是四逆汤之大剂、重剂，也一并包括在内，统计如下。

1. 伤寒脉浮，自汗出，小便数，心烦，微恶寒，脚挛急，反与桂枝汤以攻其表，此误也。得之便厥，咽中干，烦躁吐逆者，作甘草干姜汤与之，以复其阳。若厥愈，足温者，更作芍药甘草汤与之，其脚即伸。若胃气不和，谵语者，少与调胃承气汤。若重发汗，复加烧针者，四逆汤主之。（29条）

2. 下利清谷不止，身疼痛者，急当救里，宜四逆汤。（91条）

3. 病发热头痛，脉反沉，若不差，身体疼痛，当救其里，四逆汤方。（92条）

4. 脉浮而迟，表热里寒，下利清谷者，四逆汤主之。（225条）

5. 少阴病，脉沉者，急温之，宜四逆汤。（323条）

6. 少阴病，若膈上有寒饮，干呕者，当温之，宜四逆汤。（324条）

7. 大汗出，热不去，内拘急，四肢疼，又下利厥逆而恶寒者，四逆

汤主之。（353条）

8．大汗，若大下利而厥冷者，四逆汤主之。（354条）

9．下利腹胀满，身体疼痛者，先温其里，乃攻其表。温里宜四逆汤，攻表宜桂枝汤。（372条）

10．呕而脉弱，小便复利，身有微弱，见厥者，难治，四逆汤主之。（377条）

11．吐利汗出，发热恶寒，四肢拘急，手足厥冷者，四逆汤主之。（388条）

12．既吐且利，小便复利而大汗出，下利清谷，内寒外热，脉微欲绝者，四逆汤主之。（389条）

13．自利不渴者，属太阴，以其脏有寒故也，当温之，宜服四逆辈。（注：四逆辈是指四逆汤、理中汤、附子理中汤、四逆加人参汤等类方）（277条）

14．下利清谷，里寒外热，汗出而厥者，通脉四逆汤主之。（370条）

15．少阴病，下利清谷，里寒外热，手足厥逆，脉微欲绝，身反不恶寒，其人面色赤，或腹痛，或干呕，或咽痛，或利止脉不出者，通脉四逆汤主之。（317条）

从上述条文中可以看出，四逆汤证的主治如下。

一是里证：严重的腹泻、呕吐、下利清谷、腹痛等，属于里证。至于发热恶寒、汗出，也不是表证，而是阴盛格阳于外的里证，更是亡阳之重证。

二是寒证：吐利属寒，腹痛、身体冷痛属寒，四肢拘急属寒，手足厥冷属寒，发热恶寒也属寒，里寒外热属阴盛格阳、真寒假热。

三是虚证：大汗出是阳虚，里寒吐利必伴里虚，脉沉微、脉不出、脉微欲绝、脉沉、脉弱、脉迟者，均表明是虚证。

由此可见，四逆汤证是里寒兼虚证。"四逆"之义就是四肢厥冷，"逆"还有厥逆之义，因此四逆汤也主治寒厥（心力衰竭休克）。四逆汤的功用就是"温里补虚、回阳救逆"。

一是温里：即温中散寒、补火助阳。四逆汤用生姜则温胃止呕、宣散水气，附子生姜相伍，温阳散水；用干姜则温散里寒，附子与干姜相伍，回阳救逆。疗寒以热药，"温里"的意义不完全等同于温中散寒，"温里"也不等同于补火助阳。温中，指的是治疗脾胃受寒或脾胃虚寒证，隶属于"温里"。四逆汤还可用于：温肺化饮治肺寒痰饮证、温肾助阳治肾阳不足证、温阳通脉而治心肾阳虚证，又能回阳救逆而治亡阳厥逆证，因此，对四逆汤功用的表述，"温里"比"温中"更为贴切。

二是补虚：四逆汤中的甘草是补益中气，中气虚甚，加人参，便成了四逆加人参汤。理中汤、附子理中汤中的白术也是为了补虚。附子、干姜补火助阳也说明了寒甚伤阳导致阳虚。

三是回阳：四逆汤中的附子、干姜益火温阳散寒，以回复阳气。

四是救逆：四逆汤治厥逆之寒厥，症见冷汗淋漓、四肢冰冷。四逆汤具有强心、抗休克的功效，用于心力衰竭休克。

 四逆汤主治脾水有余相火不足

脾主湿，湿聚则为水，水散则为湿，水与湿是同质的，湿气实质上是少阳相火蒸水所化。太阴属脾土，但太阴也属肾水。肾主水，但脾也主水，这就是《内经》里讲的水土合德。为什么脾也主水呢？先天八卦图中，北方为坤卦位，而北方主水，脾土配应坤卦，因此，脾主水。但脾为阴中之至阴，"至"是"最"的意思，"至阴"就是最阴冷，故《脾胃论》称脾为"死阴"。由此可知，脾水为死水，不能生长万物。水者，寒湿也，而脾主四肢，脾水有余，则阴寒内

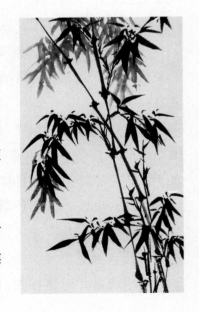

盛，四肢厥冷。后天八卦图中，北方为坎位，又肾为坎水，坎中有阳，因此，坎水，也即肾水，是活水，能生长万物。坤水为体，坎水为用。

水有脾水和肾水之分，对应少阳三焦相火和君火（心火）。相火之下，水气承之，上承相火的就是脾水，乾坤相配。君火之下，阴精承之，上承君火的是肾水，心肾相交，坎离相配。通行的说法是脾主升清、胃主降浊，既然脾主水，水性沉降，脾又怎么会主升清呢？其实，补中益气汤中的升麻、柴胡是升提少阳之气，即少阳三焦相火蒸腾脾水，这是少阳的升发功能。因此，"升清"的功能其实属于少阳相火。

脾为至阴，当然就不存在脾阳虚衰的问题。四逆汤主治的里寒虚证，其实就是脾水有余、中气不足证。中气不运、寒水凝结，故四肢挛急，湿盛则身重，寒盛则肢冷。实则正虚，脾气实就是脾水有余，导致相火不足。脾水有余，则四肢厥冷。脾水有余，相火枯竭，则水气凌心，心衰休克。《伤寒论》称之为"藏（脏）寒"，需要益火温阳以蒸化脾水，轻症用理中汤，较重用附子理中汤，重症用四逆汤之辈。在陶弘景《辅行诀脏腑用药法要》中，"四逆汤"则称为"小泻脾汤"。为什么要用姜附来泻脾呢？其实是用姜附泻脾脏之寒，也就是用姜附补少阳相火来蒸化脾水。"小泻脾汤"用生姜，正是为了宣散水气。以上是说脾病一个方面的问题——脾气实，即脾水有余。脾病的另一个问题就是脾水不足——脾阴虚则相火有余，需要壮水滋阴而补脾水。我们通常说的脾阳虚以及脾肾阳虚，其本质应该是脾水有余、相火不足，人体一切里寒症均是如此，四逆汤通治之。

 四逆汤辛甘化苦以调脾气实

根据《辅行诀》五味补泻体用图，四逆汤主药附子，其味辛，脾之体味，肝之用味，主宣发，其性热，以对治寒水。生姜温胃止呕，干姜温里除寒。姜，其味辛，其性热，协同附子宣散蒸化以对治寒水。甘草味甘，脾之体味，味甘皆属土，用甘草意在补益中气，以对治里虚，气虚甚，加人参，便成了"四逆加人参汤"。

正常的脾水是人身津液之源，但脾水有余则成病态。四逆汤二辛一甘同用，可泻脾气之实，即助少阳相火以蒸化脾水有余。辛甘化苦，化生出的新味苦味，正是肾之用味及心之体味，可补益肾水，防脾土之病传入肾水。因为土克水，脾气实，即脾水有余则伤肾。理中汤、附子理中汤中再加入味苦之白术，正是为了加强防脾病传肾之功。而苦味有助于心火之体，从而强化心脏，故四逆汤具有强心、抗休克的功效，可治心衰休克。又因为火土同宫、火土合德，是母子相生，即火生土，故四逆汤辛甘化苦，也有助于火之生土，有利于补益脾土，恢复脾实证对本脏气的损伤。由此可知，附子理中汤、附子汤、真武汤中加用白术，也正是治疗脾气实对本脏气的损伤。

火土合德的另一表现是"心为土脏"。因火分君、相二火，故赵献可《医贯》说："阳明胃土，随少阴心火而生""太阴脾土，随少阳相火而生"。脾水有余则相火不足。脾既为土，又为水，有水土之德。但脾主湿，水为寒，寒湿合德。水湿本同质，湿聚则为水，水散则为湿。生物的生长离不开水，也离不开土。但是坤为至阴，一派"履霜坚冰至"的景象，坤土、坤水是冻土、冻水，这个"水土合德"不能生长万物，反而肃杀万物，只有"坎"（肾水）这个"水土合德"才能生长万物，故肾水为先天之本。

味辛皆属木，木主疏泄，故附子、生姜（干姜）具有散水燥湿的功能。根据《辅行诀》五行互含说，干姜本为木中水药，复阳而治水。味甘皆属土，甘草为土中火药，缓阳道之急而益心火。证重而厥，四肢微急者，为病涉脾土，故用木中土药附子回阳救逆。甘草又为土中水药、土中金药，土主藏纳，四逆

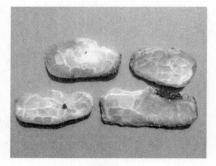

附 子

汤用甘草，除了补益脾脏本气，也补益肺气，同时具有缩尿的功能，防姜附宣水太过。

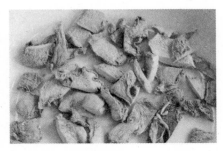

☯干 姜

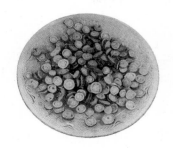

☯甘 草

　　四逆汤既然可治心衰休克，但用于临床生死参半，这又是为什么呢？四逆汤辛甘化苦以调脾气实，但是肝主疏泄条达，可使一身之气顺畅有序，故治逆不离调肝，但四逆汤不能调肝，这是四逆汤治心力衰竭的不足之处。《辅行诀》有酸甘除逆说，这是何故？因为酸为肝之体味，可补肝气而助肝之疏泄条达。甘为肝之化味，可助肝之气化。酸甘化阴，即甲己合土，则逆证可除。此酸甘除逆为除阴逆之法，阳逆又当以肝之用味辛与化味甘同用，所谓辛甘发散为阳，以助肝之阳用为法。心衰休克，阴阳皆逆，而四逆汤只能治阳逆，不能治阴逆。鉴于此，李可老中医于四逆汤中加人参、山茱萸，酸甘除逆，他所创的"破格救心汤"用于治疗心力衰竭，疗效神奇，组方配伍之妙，叹为观止。

　　脾苦湿，急食苦以燥之，脾欲缓，急食甘以缓之，用苦泻之，甘补之。四逆汤辛甘化苦以燥湿。四逆汤药性偏燥，多服久服则燥湿太过，反伤津液。肺欲收，急食酸以收之，用酸补之，辛泻之。故多服久服姜附泻肺气，加人参、山茱萸可以纠偏。由此可知，四逆汤是泻药，而非补药。姜附是点火之药，而非补火之药，是点燃人体"石油"以温里回阳，但不是补充人体"石油"。大剂量姜附多服久服，有害无益。姜附久服，需加人参、山茱萸补充"石油"，否则津液枯竭、元气枯竭。

[王开俊（七色冷香）]

白术药用机制浅释

白术为健脾之要药，这是大家所熟悉的，但是应用该药物，只知道有健脾的作用是不够的，有必要来探讨一下，白术健脾的药用机制，能更明白地应用该药物。

首先要明白脾的运化机制，脾主运化是指脾运输与转化水谷精微的作用，但是脾的运化机制有吸收与转化的两个作用。吸收就是把精微物质或代谢产物吸收进入脉内，再转输膀胱排

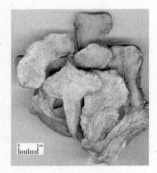

白术

出体外；转化，就是吸收进入的水谷精微，脾能将其转化为对人体有用的气血津液，这个过程称为转化，所以有"中焦受气取汁，变化而赤谓之血"之说。在这两个作用中，白术的作用在于运之吸收，而黄芪在于化，所以白术与黄芪的作用是不一样的。

白术健脾的作用在于吸收，这个吸收的过程是物质由外进入脉内的过程。这个过程表现在两个方面。一是胃肠道的水谷精微的吸收，所以用白术的主要作用在于健脾止利；其次，由于苦燥之性能燥胃肠道表面之湿邪，因而用于黄疸以及湿证，这是白术健脾的外在表现。白术的内在表现对体内水湿之邪的吸收，正常的津液在脉内，外出濡养是少量的，如果大量渗出则为湿邪（脉内津液过多为水饮，出于脉外则为湿邪），而这个湿邪的吸收也是脾的表现之一，临床常见的水肿，胸腔积液、腹腔积液均是湿邪的表现，也是应用白术健脾的指征。其次，痹症的肿胀，组织的水肿，均可以用白术来治疗。所以脾虚引起的内外的湿

邪均可应用白术。

另外有一点还需明白的，就是白术还有生津止渴、润肠通便、止汗、除热、安胎止血、利腰脐间血的功效，均是取决于健脾以吸收的作用机制。

生津止渴者，《名医别录》有益津液的说法，就是吸收水谷精微进入脉内，能营养全身，因而起到益津液的作用。

润肠通便者，脾的吸收能减少津液的外出，包括汗出。小便太过，能使津液进入脉内，以利于布散全身，所以张仲景去桂加术，就是减少桂枝的辛散，增加脾的吸收，因而能起到通便的作用。

止汗者，这一点就更明白了。

除热者，一是脾虚津液不能进入，不能制约阳气而致，《内经》的气虚发热就是这个道理。二是脉外的湿邪阻滞阳气的外透也可以引起发热，用白术也可以。

安胎止血者，取其健脾以利于吸收，能减少津血的外出。有利于养胎固胎。

利血者，也是取此功效，脾虚失运，津液吸收减少，容易出现血燥，脾虚水肿的病人血液就是津液不足的。其次，血燥生风引起的"痉"（《神农本草经》）以及《名医别录》的"大风在身面，风眩头痛目泪出"，用白术也是这个道理。

[柴桂方应]

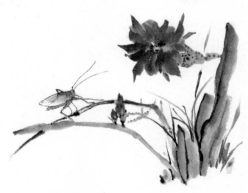

第4讲 针推篇

针灸与推拿合称为针推，是不用药物治病的手段，含刺法、灸法、理伤、正骨等，可效速而逮方药之不及，有方药不可替代的优势，亦可辅助方药而产生疗效，故一个好的临床中医，也当在此多下功夫，以提高临床诊疗水平。此篇所辑录的也是论坛优秀文章，读者可仔细阅读研究。

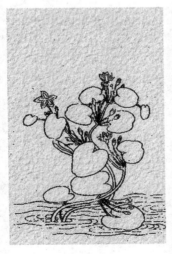
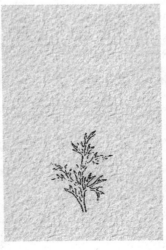
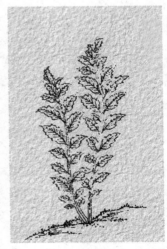

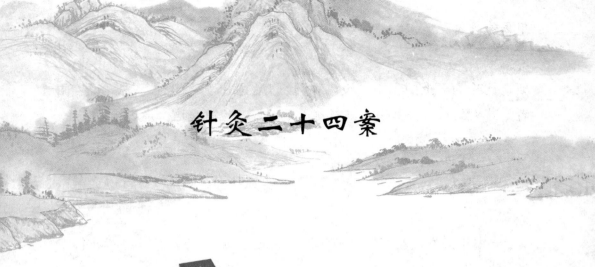

针灸二十四案

膀胱型坐骨神经痛

一老年男人，患左侧膀胱型坐骨神经痛，大腿后侧尤甚。

针：耳穴、神门以镇静止痛。再针同侧间使、内关。

一次解。

手腕扭伤累治不愈

一中年好友扭伤右手腕月余。经当地医生外敷跌打药，症状已去八成，但仍遗留手腕转动酸痛。

数次阿是穴，远针，虽止，但远期效果不佳。

细问之下，有早泄、不举之隐。

针：关元穴、三阴交穴、复溜穴、阿是穴。手腕酸痛一次愈。

该例也是肾阳不足，肾精亏虚不能濡养经脉所致。体内阴阳气血不足，就不能支持受伤部位的正常恢复，故累治不愈。

阳生阴长。古人把人体内部阳气看得很重

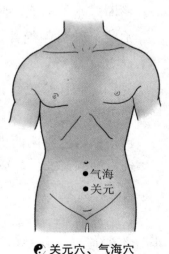

关元穴、气海穴

要，比喻为天上的太阳。没有太阳，万物生长则不正常。古人说"阳气者，若天与日。失其所，则折寿而不彰"，也就是这个道理了。

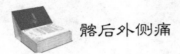

髂后外侧痛

一中年妇女，左侧髂后外侧痛，约腰5-骶2，旁开3寸以外范围。

针：对侧中白穴，施动气法，立止，一次愈。

用中白穴治疗髂后外侧痛更显针灸优势，凡接诊的病人患此证者都是一次而愈。

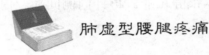

肺虚型腰腿疼痛

一中年男子，患左侧腰腿疼痛2个月余，有结核病史，身体瘦长，舌红脉细数。

检查：患者还在服用抗结核药。腰髋痛甚。臀股、股内侧、膝、胫外侧、足踝、足背皆痛。

诊断：水亏火盛，阴血不营经脉所致腰腿痛。

治疗：针对侧绝骨穴，施动气法，腰髋痛甚缓解。复针环跳、足三里、太溪、照海。

复诊，腰髋痛已缓，其他症状如前。患者突然干咳几声，心中已有所悟。患者有结核病史，那多是病位已移经络所致。

再诊断，为气阴两虚，肺虚型腰腿疼痛。

针：同侧鱼际、列缺，症状顿减。复针同则合谷、复溜，补气养阴。

再诊：症状衰大半，效不更方，针对侧方同前。如此5次而愈。

"肺病者，喘咳逆气，肩背痛，汗出尻阴股膝髀腨胻足背痛，虚则少气不能报息，耳聋……"（《素问·脏气法时论》）古代中医经典已有这方面的论述了。

 大腿内侧肌肉扭伤

一老年妇女，学休闲舞不慎扭伤大腿内侧肌肉数日，走路下蹲受限。

按摩：同侧手中指内侧第一、第二节，痛处发热而痛缓，续于两痛处各下一针，症状解除。

复诊：大腿内侧痛已无，又出现大腿内侧肌肉对应部位及大腿后面内侧肌肉酸痛。

针：滑肉门，立解。

处处留心皆学问，这种非常法针刺，是平时临床针刺之时引发该处有反应而积累起来的经验。吕景山称为"零金碎玉"。

 左腿膝眼内侧酸痛数月

一中年肥胖妇女，左腿内膝眼偏内侧处酸痛不已，不能任意行走。按之痛，舌淡，苔厚腻，脉沉细。行局部针刺，拔罐。

复诊：症状如前。患者说昨晚右眼不停流泪，许久才停。

针：关元、阴陵泉。怀疑骨质流失，再加绝骨穴。

复诊：症状如前。患者说已对针灸失去信心。昨晚两眼不停流泪，问是否由针灸引起。

思因肝主泪，《循经考穴编》云："膝绗冷痹，针曲泉。"

古人云："脏病治井""泻井当泻荥，补井当

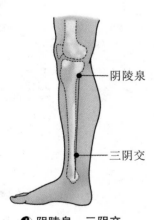
阴陵泉

三阴交

⚫ 阴陵泉、三阴交

补合。"

针：肝经曲泉、中封、阳陵泉。（病人两次说到流泪，才注意是肝经有患所致）

复诊：症状已缓，能勉强行走多时。

再针曲泉、中封、筑宾。如此加减1周而愈。

 ## 左大腿阳明一线疼痛

一中年妇女，左大腿阳明一线疼痛月余。

针：同侧液门穴，立止而解。

复诊：当时虽止痛，傍晚又痛了。舌淡，脉沉细，诊为肾阳不足，经脉失于温煦。

针：关元、肾俞、复溜。复针同侧液门穴，痛止。愈。

这例病案，一针液门穴止痛，随后又出现反弹，说明老妇肾阳不足，筋脉失于温煦。虽能取得一时之效，但筋骨血脉得不到阴阳气血足够的支持，终归反弹，达不到远期效果。

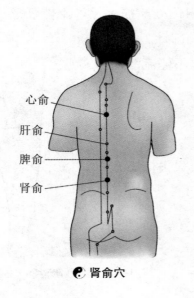

心俞

肝俞

脾俞

肾俞

肾俞穴

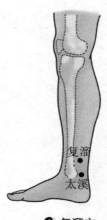

复溜

太溪

复溜穴

"不通则痛、通则不痛"是一个治法。但体内不足，单纯以通止痛是达不到治疗效果的，就是有效果也不能持久。

后针补关元、肾俞、复溜以补肾阳，温通血脉。古人说"阳气者，精则养神，柔则养筋"，正是这种治法的道理所在。复加一针液门穴，止痛效果就能得到体内正气持久地支持，也起到相辅相成的效果。扶正祛邪治法也就在这里体现出来了。

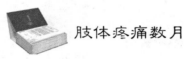

肢体疼痛数月

一老伯，肢体疼痛数月，伴食不下，食欲呕，胃痛隐隐，腹胀便秘，舌淡，脉沉细。证属脾胃虚寒，中气不足。

重灸神阙。针太白、足三里，先泻后补。如此加减5次，便通欲食，肢体不痛。

这是一例"痛则不通、痛则不通"案例的治则。"……胃阳得振，水谷气充，而关节亦自将和利矣。"（《金针梅花诗抄·梁丘穴》）

神庭穴附近痛

一中年妇女，神庭穴附近痛数年，时而隐痛，时而跳痛几个小时不休。

针：气海穴，一次解。

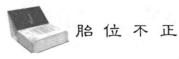

胎 位 不 正

一少妇第一胎，胎位不正。

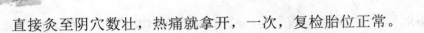

直接灸至阴穴数壮，热痛就拿开，一次，复检胎位正常。

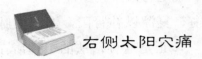

右侧太阳穴痛

一男青年，右侧太阳穴痛数月。

针：同侧阳陵泉，立解。

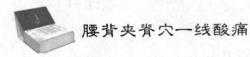

腰背夹脊穴一线酸痛

一少妇，腰背夹脊穴一线近日酸痛不已，月经来时也觉酸痛。

针：同侧解溪肌腱处，立解。

嘱月经如有酸痛，可来治本。若无酸痛则不来。

后其有其他病来治疗，说夹脊穴一线月经来时不酸痛，但少腹、腰部有胀感。应当是生理表现。

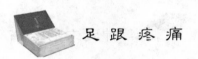

足 跟 疼 痛

一老年妇女左足跟痛。

针：对侧大陵穴，施动气法。行走、顿足痛减。

复针太溪补之，一次，不复诊。

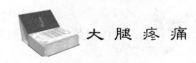

大 腿 疼 痛

一老年妇女，左大腿阳明一线疼痛数月，走路、下蹲受限。

针同侧液门穴，症状大减。

复诊：大腿疼痛略减。

检查：俯卧，臀部无按痛。侧卧，左侧明显按痛。点刺出血，拔罐。

复针同侧绝骨，再灸三阴交。

为阳中求阴之法。如此两次，病愈。

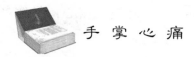 **手 掌 心 痛**

一中年男子，左手掌心痛数日。

针对侧陷谷穴，一次愈。

 臀部皮下神经痛

一中年妇女，扭伤腰部后遗留臀部左上痛，伴大腿痛。

针外劳宫穴，阿是穴拔罐，两次愈。

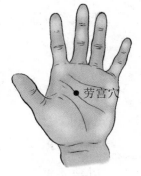

● 劳宫穴
☯ 劳宫穴

 时间性发病

一老年男子，左侧手臂阳明一线疼痛，伸屈、上举受限，按之痛，已数星期。舌质淡，苔微黄腻。

循经辨证：大肠经经气郁滞。

针泻同侧肩髃、曲池、外关、20分钟。

二诊：局部按之不痛，伸屈、上举已缓。

效不更方。针泻同侧肩髃、曲池、外关，20分钟。

三诊：早上症状已失，但下午3时左右仍酸痛。

余邪未尽，针对侧肩髃、曲池、外关，同侧上巨虚，30分钟。

四诊：症状仍是一样，下午3时发作，酸软而痛。

此时考虑是否为子午流注出现问题？下午3时属于申时，而申时是膀胱经所属。

针至阴穴，复针上巨虚，20分钟。

五诊：效果仍一样。病人已失去信心，经解释，才勉强同意再治疗一次。

于是又考虑不是子午流注发生障碍，那是什么病因导致下午这个时间出现病情的反复？突然想起湿温病之午后潮热，是湿热所致。再想，"病者一身尽痛，发热，日晡所剧者，名曰风湿……"（《金匮要略》）

再从舌、脉、苔来分析。脉细缓，舌苔微黄腻，俱是湿热之象。

当为只循经治疗而忽略病因，因此导致治疗多次无效。

针：泻曲池、阴陵泉，20分钟，一次愈。

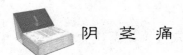

阴 茎 痛

一中年男子，阴茎与阴囊交接处疼痛，小便之时更痛如刀切而难忍，以致不敢小便。不小便而阴囊胀，为此痛苦不堪，病已数日，腰骶微酸痛。舌尖红，脉数弦。

针：泻下巨虚，以治小肠之热；再针行间，理肝气止痛。

10分钟后，病人感觉阴囊已不胀，反觉得一阵凉意。加用先锋霉素静脉滴注。

两侧腰肌酸痛数月不解

一老年妇女患两侧腰肌酸痛数月不解，弯腰即缓，伴夜间自汗淋漓，汗后恶寒，便结，舌淡嫩，脉细。

自汗日久，气血俱虚。津液、血、汗、精同源，血虚累及肾精亦虚，故腰痛数月不休。津液不足则便结。治病求本，急者治其标。

治以。止汗回阳暖身，助脾胃化生气血。

针：合谷、足三里。

三诊后，自汗止，便通，但腰双侧酸痛然存不解。

再以补肾通络止痛。

针：肾俞透大肠俞，志室透肾俞。不留针，稍补即出针。复针三阴交。

如此一星期，症状解而愈。

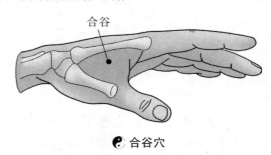

合谷

合谷穴

月经痛连及骶部

一青春期少女，经痛连及骶部。

针：三阴交，缓解，稍后又痛。复针承山，立止。

腰肌劳损，隐隐作痛

一中年妇女腰肌劳损，隐隐作痛。

针：内关透郄门，症状即解。复针三阴交透复溜。

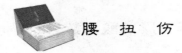

腰 扭 伤

一男青年扭伤左腰，疼痛难忍。

针：后溪，左侧腰痛解，但俯仰仍痛。

再针间使穴，症状消失。

资料说：间使穴主人体前后中线，故对前
或后中间线痛，或牵涉而疼痛不能俯仰有效。

若是出现左右转侧痛，可针灸养老穴，也
能达到治疗效果。

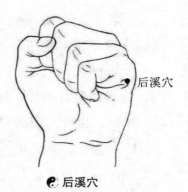

后溪穴

后溪穴

大腿久伸之时收缩疼痛

一老年男性，左大腿阳明一线疼痛数月。平时无异常，但久伸，尤其
在睡觉之后，屈曲大腿则麻痹兼剧痛。诊查按之不痛，皮肤无异色，即时
抬举也正常。

尊古训"病在筋，筋挛节痛，不可以行，名曰筋痹。刺筋上为故，
刺分肉间，不可中骨也。病起筋炅，病已止"。循经取局部穴位。髀关
主髀股痿痹，足麻不仁，腰腿疼痛，筋急不得屈伸。

以髀关为主穴，伏兔辅之。细火针，燃烧至黄白色，速刺不留针。2
次愈。

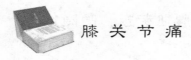

膝 关 节 痛

一老年男性左膝关节痛。走路受限。

针对侧内关穴，施动气法，痛解。

这是一种相通对应法，在临床运用很广。上例是手厥阴对应足阳明治疗。

又如网友罗浮山治疗一位小孩青霉素中毒，致腓肠肌疼痛不能行走，针对侧列缺，痛止，立能行走。因为腓肠肌部位是足太阳经所过，所以取对侧手太阴治疗。一般情况下，可手对脚、脚对手地取穴。可选择该经的郄穴、原穴、络穴等综合治疗。

[2296]

面瘫针案

杨某，男，35岁，右侧口眼㖞斜16天。2011年2月16日初诊。

患者于2011年1月31日受凉后感右耳疼痛，并继发右侧口眼㖞斜，曾在某院诊断为：①右中耳炎。②右面神经炎。该院予对症输液、针灸及内服中药治疗。现右耳还有轻微疼痛，但有闭塞感，右面部症状无明显改善。刻诊：右侧面部表情肌瘫痪，鼻唇沟变浅，口角低垂。不能皱额、抬眉，眼闭合不全。右耳无分泌物，右翳风穴处压痛。左颊车穴处痉挛。

诊断：右面神经炎。治疗：针左侧颊车、地仓（加电针）；印堂、人中、承浆（平补平泻法）；右侧夹承浆、散笑、鱼腰（用补法）；听宫、翳风（泻法）；左合谷（平补平泻法）。患者针后当即感觉症状减轻，再予左侧颊车穴外敷软坚散。每日治疗1次。2月27日面部已正，痊愈。

通过以上这例治案，谈谈笔者针灸治疗此病的临床体会。此病主要有三点：虚、风、痰。正气不足，兼夹痰饮是主因，外感风邪多客观存在。个人认为此病患者本虚（肝虚，此乃胃气虚所致），外风引动内风（肝风），肝风与痰相夹，痰浊随之上逆，痹阻面部经络，故口眼㖞斜而面瘫作矣。"外风致痉，内风致瘫。"患侧为虚，健侧为实。治疗此病亦应内外、虚实并治。"实则泻之，虚则补之。"电针属于强刺激，用电针的目的在于增强针刺的强度，故为泻法。

地仓配颊车治疗面瘫备受古人推崇，在很多医籍中均有记载。现代从事针灸者均知道，此二穴为治疗面瘫之要穴，而绝大部分人均在患侧取此二穴，再加电针强刺激。致其轻者无功，重则更甚矣。个人临床认为患者1周以内患侧禁用电针。

地仓乃手足阳明、阳跷三脉之会，颊车为足阳明脉气所发之处，均主口眼㖞斜。5年前在读《针灸大成》地仓的主治条中看到"主偏风口㖞，目不得闭……病左治右，病右治左，宜频针灸，以取尽风气，口眼㖞斜者，以正为度"。此处"病左治右，病右治左，宜频针灸"一语不就是提出在健侧取穴用泻法吗？其时真如醍醐灌顶，有"蓦然回首，那人却在灯火阑珊处"的感觉。在后来治疗面瘫时，我均取健侧地仓、颊车为主穴，加电针，效果显著提高。配穴印堂、人中、承浆、健侧合谷。口㖞斜加夹承浆，眼不能闭合或闭合不全者加鱼腰，鼻唇沟变浅者取散笑，头痛加太阳，耳鸣耳聋者取听宫、听会，随证选穴。一般患者针后即有明显感觉，快者三五天即可痊愈。有效率达95%以上。我近几年临床中只有一位患者，面瘫已经4个月了，其治疗用了35天。

下面谈谈熨法：在面瘫病人中，常常有患侧眼睛流泪的情况，又叫迎风流泪。对于此类病人我常以石菖蒲、花椒、陈皮、陈艾叶、防风、三角枫、生姜、葱白各等份煎液煮鸡蛋，嘱患者热熨患侧眼周，可收事半功倍之效。

面瘫的锻炼方法：面瘫病人锻炼亦不可少。临床很多医生均要求患者吹气鼓腮，我认为此法效果不佳，此类患者鼓腮及漏气，达不到锻炼效果。我的方法是要患者"咬牙瞪眼"。要求患者上下牙对齐，用力紧咬，双目圆睁，每次练习5～10分钟，每日2～3次。

面瘫的治疗宜早不宜迟，个人认为1周以内最易治疗。临床针药并用，内外兼施，效果更佳。

[王家祥]

针灸治小儿腹泻

　　某女，5岁，由于过食寒凉（雪糕）而出现腹泻，每日3～4次，伴腹痛。吃药罔效，来我处输液治疗，常规抗生素输液3天未见效果。家长要求针灸治疗。

　　取穴：中脘、天枢（双）、足三里（双），留针20分钟。

　　取针后于神阙施隔姜灸15分钟。

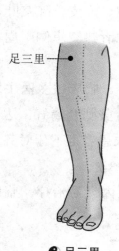

☯ 足三里

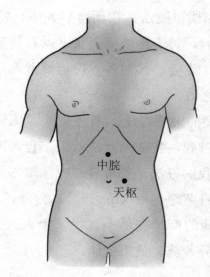

☯ 中脘穴、天枢穴

　　二诊时腹泻、腹痛均减轻，治疗同前。

　　三诊诸症消失，复巩固一次而愈。

［张少雷（八月惊雷）］

经典刺血的规矩和法则

刺血要有度量，刺血是针灸治疗中的一种针刺法。和其他任何刺法一样，对适宜的病症是很好的方法。同样也和其他刺法一样，有个度和量的问题。要有认识，能防止过而为害。

经言：刺之血出多，色不变而烦悗者，刺络而虚经，虚经之属于阴者，阴脱，故烦悗。

刺络放血的时候，络的血是从经里出来的，刺络出血后经里面空虚。虚的这个经属于阴，阴脱了故烦悗。看着是放表面络的血，实际上经络相通，是会引起里面经的虚。经内属于里面的脏，属于阴。可以理解为属于脏，或包括脏腑。阴分脱了里面运行不畅了，就烦而悗了。

阴阳相得而合为痹者，此为内溢于经，外注于络。如是者，阴阳俱有余，虽多出血而弗能虚也。

痹证有内在和外的原因。而邪气在络在经都有。经本来就有实邪，血瘀有余，从络放血看着多一点，也不会虚。这属于一个真正的实证，阴阳俱有余。

应该知道刺血的时候要刺阴阳俱有余，或者血络明显的。根据气血多少来刺。刺的时候要适量，不能过度、过多。阴阳俱有余的痹证可以多放血。血盛的人可以适当多放些，血虚而气盛的放血要小心。

刺络放血的时候一定要知道这个病是在哪个地方，虚实的程度。尽量避免刺络时引起晕针反应。实际上用三棱针刺血晕针的很少，因为刺得准。

不能见什么病都放血。有些病的某种情况适合用刺血法来治疗，不能误以为所有这个病都可以用这个法来治疗。从它有用的对证的一方面来说是可以的，但不能执死法治活病。所以要根据病的具体情况来讨论治疗。

不能把针灸科再分二级学科，我只用针灸科的三棱针刺血法或是拔罐法。这样过细过窄了就看不了病。

病人来看病，他是不知道适合哪个方法治疗的，医者应该根据病来决定方法。该刺的刺，该吃药的吃药。

所以现在针灸科的医生也多用药。但现在内科医生扎针的可能不多了，而实际上很多病是要配合针刺的。针药并用，该针则针、该灸则灸、该药则药，才能对疾病进行很好的治疗。

"黄帝曰：相之奈何？"

我怎么样才能看出来？

"岐伯曰：血脉者，盛坚横以赤，上下无常处，"

这句话注意一个是盛，充盈；一个是坚，摸着比较硬的。正常的经是顺着走的，络是横着走的，还有一个颜色是红的。从充盈度、坚硬程度、走向、颜色四个方面来看一个血脉（络）是不是病态。而且上下无常处，如果一个地方固定的血管，那不是应该刺的，那不是病态的血络。只有无常处，有病了才有，无病时没有，并且位置不固定的才是。所以固定的血络不是病态的。就算也是盛、坚、赤的，那也未必是当泻的，要分清。

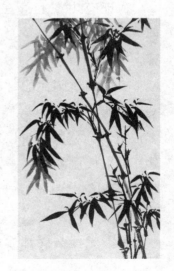

"小者如针，大者如筋，则而泻之万全也，故无失数矣。失数而反，各如其度。"

这个小的就像毫针那么细的血络。这个"筋"有说是"箸"，就像吃饭的筷子那么粗。这个如筋的络脉在委中脉有时候能见到。有时候腰腿痛的时候，静脉曲张能见那么粗的。只有明确诊断出病理的血络来，实行刺血的泻法才能万全。才不会刺不出来，或刺了脱。假如心里想着这个穴应该刺，用个尺量量穴位就乱刺。就容易出汗不出血。而你见到了这样的络来刺，就可以万全。这说明明确诊断的重要性。把这个血脉明确看出来了，治疗的时候才能万全。第一个不会产生意外。只有看准了才可以说刺多少次好就刺多少次。

如果按照规定的手法、次数和经络取穴情况，刺了以后不行，说明治错了，返回来重新诊查以后严格按照法度进行治疗。法度如前：视见血脉，泻之万全。

所以一段治疗以后，如果是不管用，效果不理想。要对前段治疗进行回顾性的总结。然后详细查书，看看操作常规，看看解剖生理具体应该怎么做。

必须做阶段性总结。总结以后，得在哪里，失在哪里，哪有意外，哪是在预料之中进行恢复的东西。住院病历一个月必须写病例总结，前段治疗回顾，对还是不对，做出明确的分析来。所以从一个病历的水平就能看出一个医生的水平。

针灸用药都是这样。假如说吃了汤药，预期到他应该好，但效果不理想，那就得考虑考虑，不要按照一个方法不变。再返回来和初诊一样把这一套症状反复再审察一遍，找出恰当的方法来。

这一句看上去是个理论性的东西，实际非常重要。回顾要总结，要掌握标准。有了这一句话，在以后的治疗中，就可以避免治病不明所以，无从下手。

［高继平（今古子）］

针刺少商、商阳治疗喉咙疼痛

友随意飘荡问我：像刺少商、商阳治疗喉咙疼痛，我都是固定取指甲根甲旁0.1寸，时效，时不效，海天老师您的有效率高么？或者能否介绍一下点刺位置？

这个问题很有意思，展开讨论如下。

1. 刺血是选择在上面所说的这种穴位的标准定位呢？还是应该选择在其他地方呢？

2. 少商、商阳同时都可以治疗咽喉疼痛，同一个病人，可以选择其中之一，那选择哪一个穴位更佳呢？选左边的还是选右边的呢？

这两个问题，我都是用"以揣定穴"这4个字来解决的。

问题1：每个穴位，我们去揣的，其实都是一个面，怎么从这个面中寻找到最佳的那个进针点？用大拇指的指腹轻轻去揣，就揣这个面，若有若无的力量去揣，静静地轻轻地去体会，你就会发现，这个面中一定有一个点和其他的地方不一样，这就是我们的进针点。以揣定穴，就是手感的问题。多做，做熟练了，就找得到了。没有秘诀，熟能生巧尔。

（当然，在此之前我还会先做循经拍打、聚血等准备工作。）

问题2：以前我选择少商还是商阳，是依据的咽喉情况。把咽喉疼痛或者红肿充血最厉害的部位定出来。如果这个部位偏于咽喉部的中线，则取少商；偏向于咽喉部的边线，则取商阳。均同侧取穴。

这样做的依据是《黄帝内经》的"上竟上"原则（《黄帝内经》在这里省略了6个字"中竟中，下竟下"。还隐藏了9个字，"内竟内，外竟外，中竟中"。这18个字，仔细去想、去琢磨，里面有很多味道，望诊、脉诊，很多好的治疗方法，都是以之为原则的）。

这样去放血的话，效果会提高一截。

（但这中间仍然存在一些问题：该在少商放的我就在商阳放，该在左侧放的我就在右侧放，这样反过来的做法仍然有效。但有效的度不一定，我做过很多比较，总体说来，同侧取穴，中少商、边商阳的做法要优于其他取穴办法。但如果病人量太多的话，仔细探查咽喉的做法有点耗时。）

后来在做的过程中，边做边琢磨，我发现了更简便的办法，就是以揣定穴。

不用去看病人的咽喉情况，也不用去问他究竟哪里最疼痛，直接在少商所在的手太阴肺经和商阳所在的手阳明大肠经去揣，感觉哪一条经络走向的皮肤、组织更细嫩通畅，就在哪条经放血。

这样的话，只需要拿起病人的手，轻轻摸一摸，就能确定哪里放血了。揣，循经拍下，聚血，放血，放10滴左右，血变而止。整套操作一般不会超过2分钟。

而且，如果做得很熟练了的话，在放血前完全可以判断出，放到第几滴血的时候开始痛减，第几滴血的时候疼痛消失或大减。

没有秘诀，熟能生巧尔。

[胡天静（海天）]

腰背强直挛痛飞针走罐法

在我们针灸所的患者之中，经常遇到腰背强直挛痛的患者，患者腰背挛痛，强直不可俯仰转侧，痛苦难堪。

究其原因不外乎偶患风寒、闪挫岔气等原因，在这种情况下，不要着急，立刻在患者的背部大面积用酒精棉球擦拭消毒后，用消过毒的三棱针在患者的背部脊柱两侧按着华佗三十四穴的位置快速点刺，几乎是脊柱两侧寸寸见针。而后立即用适当型号的火罐涂以活血化瘀的药酒，快速推走罐来回5～10次，以达到患部红润为度。再以脊椎为主线，一个火罐挨一个火罐拔到尾椎部位为止，火罐吸附15～30分钟起罐。

这个治疗方法的关键操作窍门是：手持三棱针时必须要右手高抬到50cm左右的距离稳准地下针，力量不轻不重，刺入不深不浅，以刺破皮肤为准，这就叫飞针法，达不到这个火候，则效果不太理想。

案例：2011年1月1日上午，一位患者腆肚歪胯来诊，诉说前天不知什么原因，感到背部沉痛难忍，昨天到洗浴中心拔火罐后效果不好，特来此治疗。我为患者把脉后认为没有其他特殊症状，仅仅是感受风寒而已。

于是，采取飞针走罐法，治疗了30分钟后起火罐，患者立刻感到背痛若失。

［毛振玉（毛振玉针灸所）］

腹 响 痛 案

近治一老妇，腹响痛，牵扯两胁胀痛已有多年，进食过多则胃胀不适，平日大便正常，不嗳气，时而口苦。脉左似带力，以肝胆为重；右脉缓和。舌淡红，苔薄润。

此病者坦言服中西药无数，已达4年之久，但疗效时有时无，故已失治疗信心。

思之以中药恐难见速效，从脉证看当是肝胃不和，以脾胃为主，肝木克之为次。

取穴：中脘、气海、阳陵、三里、内关。针后，隔姜灸中脘、气海各5壮。

一次见大效，病者大喜。连治一个疗程10次，多年之病，想不到小小针灸却能见奇效。古人云：针、灸、药，少一不可言医，真理也！

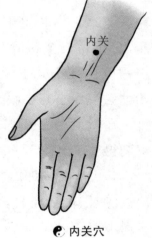

内关

☯ 内关穴

[快乐是水]

针刺治疗小儿尿闭

　　曾治一小儿尿闭不通证，针灸效佳，故录于此，以宏针灸之奇妙。

　　小儿约7岁，头日小便有点淋沥不断，可能是憋胀不适，家长也未在意。第二天看到小儿小便不出，只是一个劲地哭，这时大人才意识到问题的严重性。在小儿上学的路上，路过我处，请予诊治。触摸到小儿小腹时，小儿直呼痛，痛连及阴囊处。予针刺，泻三阴交，得气出针，泻上髎、次髎，深刺得气，出针。

　　小儿针后未即时排尿，嘱家长过半小时看情况。家长说，到学校约十来分钟，小儿爽快地下了一通小便，由此而愈。

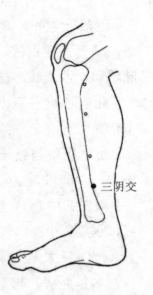

三阴交

🔯 三阴交

［快乐是水］

风疹针案

　　一日见同学不适，双前臂内侧有不少红疙瘩，高出皮肤，痒。细问，未接触什么异物。即取一寸毫针4根，在前臂内侧上RL2、3区。

　　RL代表左右。

　　上2：在腕前面的中央，掌长肌腱与桡侧腕屈肌腱之间，即内关穴部位。

　　上3：靠桡动脉的外侧。

进针八分，留针30分钟，一切正常，不痒了；只余右侧还有一个疙瘩未消。

　　以前也治愈几例风疹，用的就是腕踝针，效果都很好，在留针的过程中，疹块会逐渐消落，起效较快。

〔刘　娟（cd小草）〕

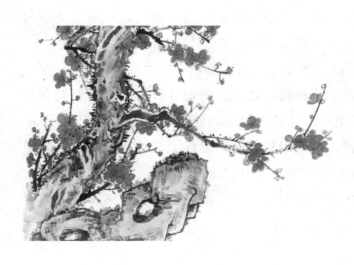

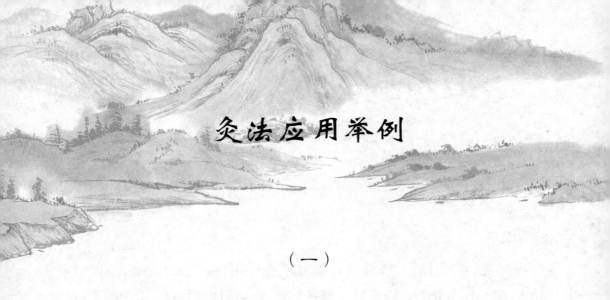

灸法应用举例

（一）

当今为中医者，知药者众，行针推者多，但用灸者寡，何也？

临床10年，偶用灸法以治疗病家，疗效可出乎意料之外，故常习之，但得心法一二，聊以分享。

产后尿潴留2例

刘某，女25岁，自然生产后小便不能自然解出7天，应邀会诊。病人舌淡红、苔薄，脉浮细。行针刺三阴交（泻）、合谷（补），神阙隔盐灸，40分钟后病人小便解出正常。

许某，女27岁，引产后小便不能自解20天，入住我院2天。应邀会诊。现：大便干结难行，胃部不适，舌红、苔黄厚而干，思热饮，然嗽而不欲咽，脉浮数而涩。　因产后多虚且瘀，古方多用桃核承气汤依太阳蓄血证论治。今为针灸大夫且以针灸治之。

治则：温下焦以利膀胱导热下行，暖胞宫以促败血。

取穴治法：曲骨透中极；神阙隔盐灸；肾俞行针刺补法；膀胱俞行针刺平补平泻，以G6805电针仪连续波治疗30分钟。

次日，大便明显好转，小便仍然不通，继续上法治疗，唯改神阙隔盐灸为隔附子灸。三诊大便正常，下午准备拔导尿管，遵二诊治疗之法，又加新斯的明1mg双足三里穴位注射以保万全。次日休息，电话询问，解尿已经正常。

附：第二个病例是在一定程度上参考了第一个病例的。在其第一次治疗前要求拔除导尿管，然5小时仍然不小便，且尿意特浓，故重新插入。二诊后考虑其证脉同于"阳明病，不吐，不下，心烦者，可与调胃承气汤"，故兼用汤剂，投以桃仁6g，红花10g，枳实6g，当归12g，甘草6g，酒大黄6g，生地黄12g，白芍6g。3剂，每日1剂，煎2次，分服。

（二）

近来，门诊女性病人比较多，观察到的具体情况：①多为30岁以上女性。②工作压力和生活压力都很大。③对睡眠有不同程度的影响。④有肩颈部不适的异常感觉。⑤颜面部色素沉着，出现黄褐斑或黑斑或下眼帘下垂。

分析起病原因，主要为神经功能失常导致。中医需要辨证，多为气虚痰凝、阴虚、血虚、肝气郁结等等。由于多年置身于针灸推拿的治疗，发现多数病例是因为头颈出现不适才到医院针灸科治疗。通过对证治疗，以上症状多有明显好转。由于治疗时间和精力等原因，当主要症状改善或消失后每每都中断治疗，后续情况很少追踪。现在对此情况的治疗暂做初步整理，以加深自己对针灸美容的认识。

关于面部皮肤，中医认为：皮为肺所主，多为风热之邪所袭；头为六阳之会，阳虚则寒，寒则凝迟，血脉不通，抑或气虚血弱，血脉失养。所以前者多导致色素沉着，或致眼睑下垂。

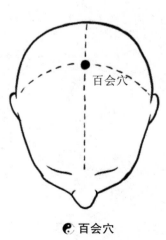

百会穴

灸法治疗由来已久，我每用于临床多可收到意料之外的效果。原因，中医讲究辨证论治，审证求因，因人施治。灸为火热，上走于阳、下可及阴。阴阳交通，血脉调和，则病自然得消，斑自然平复。由于此病的病程较长，所以治疗上有待提高。

艾条灸百会、阿是穴等，主要以头部穴位为主；采用悬灸、回旋灸，结合吹灸；目的以穴位出现热感（或称灸感，不同的人反应不尽相同，主要以热为主，还可以出现沉重、酸胀、瘙痒、汗出等）向前额、鼻部两翼或周围扩散，除百会15分钟外，其他多为灸感传导后2分钟即可。注意，不可发泡。

短期疗效观察：①色素变浅。②斑块变小。③眼袋厚度变薄。④视觉清晰度改善。⑤主要症状有明显好转或消失。观察时间，治疗后10天。

病案1：某女，42岁。失眠10余年而于我科门诊治疗。既往无任何其他疾病，发病主要原因为亲人病逝导致。现症见失眠，面部色素沉着，眼袋尤其明显，双眼周围大小黑斑密集。舌淡苔薄，左脉弦细而沉，右脉细涩。诊断为气虚血弱，阴阳失调。通过上面方法治疗10天，症状有明显改善。治疗20天后，睡眠基本稳定，黑斑蜕变成褐色，且淡而少，眼带明显变薄。

病案2：某男，38岁。因陪同夫人治疗颈椎病而随意问起治疗。熊猫眼数年，失眠8年余。余正常。经治疗3次，失眠症状消失，眼部色素沉着改善。

［李建初］

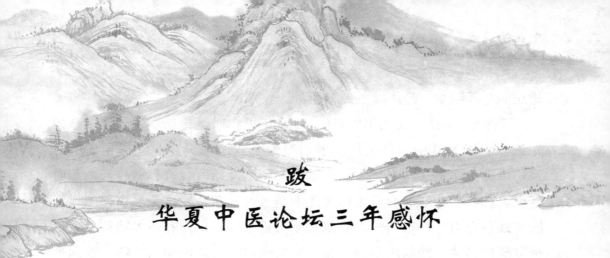

跋
华夏中医论坛三年感怀

　　2010年7月，我在网上阅读QQ网友空间的日志时，见到一个朋友日志中有一篇针灸方面的文章，这篇文章只有标题，内容是一个网页的链接，我点击这个链接进入了华夏中医论坛。这是我第一次接触论坛，在此之前都是自己买书看，从来不知道论坛是什么。当我进入论坛后，琳琅满目的中医文章让我目不暇接，有一种发现新大陆的感觉。当天我就通过论坛的提示注册成会员，从此以后我每天都要进论坛看看。慢慢地我才知道，论坛中的很多文章都是会员自己写的，也知道论坛里面有很多民间的中医高人，他们行医几十年，学验皆丰，谈吐不俗。其中也有和我一样有一定临床而仍在苦苦探索的中青年医生，还有初入医门的中医学子和中医爱好者。在论坛中大家都畅所欲言，其中有探讨临床病案的，有探讨中医理法的，有谈论中医现状的，有在学习中或者临床中遇到问题来论坛求助的，也有部分患者在论坛中咨询病情的。开始我只是浏览学习，慢慢地，我也在部分帖子中发表一点自己的看法，通过论坛的互动，我也慢慢地融入论坛的学习氛围之中。从论坛一些老师的身上我学到了不少新的知识，从他们身上我了解了一些中医的新观念，拓宽了我对中医的认识。闲暇之余我也开始写一些自己临证的感悟发表在论坛中，与坛友们互动，一是希望与坛友们分享我治疗疾病的一些临床心得；二是希望在论坛的互动交流中发现自己的不足，在互动中学习提高。我的一些言论渐渐被大家认可，也渐渐得到论坛管理员的赏识，他们提升我为论坛的版主。也因为我对论坛的热情，我又一步步被提升为论坛的分区版主、超级版主、管理员。

回首参与论坛已经3年的时间，这3年里我通过论坛学到了很多新的知识，也因为其中一些老同志的启发给了我不少灵感。刚进论坛的时候，讲师王幸福（网名"古道瘦马"）刚刚开始写《杏林薪传》，那时他发表在我们论坛的文章主标题还不是《杏林薪传》这个名字，叫《中医实践与补遗》，很精彩，我基本是每篇必读，里面有很多特病专方，也有他自己的一些临床心得，我在临床运用效果的确相当不错，就向他请教为什么会有这么好的医术。他告诉我一个秘诀，就是多记录自己的医案，不论是效果好的，还是临床效果不好的，都要准确记录，也因为他的这句话，我在论坛陆续发表了一些我个人的医案和心得。目的很简单，真实记录自己在临床和在论坛成长的轨迹。也因为我写的东西得到了会员们的认可，管理员提升我为论坛的版主。那时候我对电脑还不熟悉，根本不懂论坛管理的操作，是"人参""白术"和董兴辉管理员一手一手教的我，也因为他们对我的信任，我将论坛当作了我的学习之家，每天晚上都有几个小时在论坛中学习。也是在那个时候，认识了尽心尽职的"八月惊雷"管理员和超版"cd小草"。他们为会员热情答疑、积极引导会员的风范让我知道了一个版主应该尽的职责和义务，因为论坛的版主和管理都是义务为论坛服务的，他们这种无私的奉献精神让我深深地敬佩。也是在那个时候，我结识了和我基本是同时进入论坛并同时担任版主的樊正阳，因为他表现出色，现在已经成为论坛的讲师。我和他进入论坛的时间相差不多，相识是在担任版主以后，因为他和我一样都是搞临床的，对电脑不熟悉，对论坛的管理也很陌生，经常向其他管理请教相同的问题，由于话题相同，我和他的交流较多。他学中医来自于家传，从小就开始向他的父亲学习了，功底很深厚。我的主项是中医骨伤，而在内伤杂病这个版块很是薄弱，故而经常向他请教关于中医杂病这方面的问题，樊兄也是知无不言，对我毫无保留。他在论坛发表的"凤翅医话系列"现在也已经集结成书出版了，书名为《医门凿眼》。

　　在论坛中我印象很深的还有一位大家公认的怪人金谷子，他言语犀利，刚正不阿，对中医经典研究得很透彻。但他不随俗流，对中医的一些探讨中他可以言简意赅，直接切中主题。话语虽然简短，但很能给人以启发。我也从他的文章中得到了一些启示，如治疗颈椎病导致的眩晕，我给患者内服中药苓桂术甘汤和泽泻汤取得了很好的效果。也因为他讲《金匮要略》里面的一句话"心下有痰饮，背寒如掌大"，让我悟到交感神经型颈椎病的心悸、胸闷通过点按背部的心俞穴可以立即缓解。他让我深深体会到"学医贵在自悟，亦必有启发之"这句话的意义。论坛郭永来老师的《坐骨神经痛证治一得》和王幸福老师《全蝎用于缠腰火丹止痛》两篇文章介绍了关于全蝎的运用，让我知道了全蝎对于神经性疼痛有相当独特的疗效。在这两篇文章的启发下，我结合自己的临床心得筛选提炼了"全蝎乌梅红花汤"，并运用此方对腰椎间盘突出急性期进行治疗，取得满意的效果。

　　这3年来，我在论坛中学习成长，在学习中实践，得到了很多的感悟和启发。论坛一些文章还给了我灵感，使我自创了一套拨筋治疗软组织疾病的方法，临床疗效得到了很大的提高。论坛以中医学术交流和传播为核心的"发扬岐黄国粹，传中医薪火"的宗旨，最近两年我在论坛负责选送发表到上海中医药报的文章，在挑选这本"华夏中医拾珍"的文章时论坛会员们的强烈支持及版主们的积极参与，都让我深深体会到论坛全体会员是一个凝聚在中医学术氛围下不可分割的团队，他们的无私付出让我更清晰地看到我们论坛的发展方向，也让我更加深信不疑，我们这个团队一定会走得更深，更远！

王家祥

癸巳年初秋

中国科技版中医畅销书

书名	作者	定价
用药传奇——中医不传之秘在于量	王幸福	¥29.50
杏林薪传——一位中医师的不传之秘	王幸福	¥29.50
医灯续传——一位中医世家的临证真经	王幸福	¥29.50
杏林求真——跟诊王幸福老师嫡传实录	王幸福	¥29.50
临证传奇——中医消化病实战巡讲录	王幸福	¥29.50
王光宇精准脉学带教录	王光宇	¥29.50
医效求效——杏林一翁临证经验集录	王 军	¥26.50
医门推敲——中医鬼谷子杏 林实践录（壹）	张胜兵	¥26.50
医门推敲——中医鬼谷子杏林实践录（贰）	张胜兵	¥29.50
医门推敲——中医鬼谷子医理纵横术（叁）	张胜兵	¥35.00
针灸经外奇穴图谱（第3版）	郝金凯	¥182.00
人体经筋循行地图（第2版）	刘春山	¥59.00
中医脉诊秘诀：脉诊一学就通的奥秘	张湖德等	¥29.50
朱良春精方治验实录	朱建平	¥26.50
中医名家肿瘤证治精析	李济仁	¥29.50
李济仁痹证通论	李济仁等	¥29.50
国医大师验方秘方精选	张 勋等	¥29.50
杏林阐微——三代中医临证心得家传	关 松	¥29.50
脉 法 捷 要——带您回归正统脉法之路（修订版）	刘建立	¥26.50
药性琐谈——本草习性精研 笔记	江海涛	¥29.50
伤寒琐论——正邪相争话伤寒	江海涛	¥29.50
医方拾遗——一位基层中医师的临床经验	田丰辉	¥26.50
深层针灸——四十年针灸临证实录	毛振玉	¥26.50
杏林心语——一位中医骨伤医师的临证心得	王家祥	¥26.50
医术推求——用药如用兵杂 感	吴生雄	¥29.50
杏林发微——杂案验案体悟随笔	余泽运	¥29.50
杏林碎金录——30年皮外科 秘典真传	徐 书	¥29.50
医海存真——医海之水源于泉	许太海	¥29.50
医门微言——凤翅堂中医讲 稿（第一辑）	樊正阳	¥29.50
医门微言——凤翅堂中医讲 稿（第二辑）	樊正阳	¥29.50
医门凿眼——心法真传与治验录	樊正阳	¥29.50
医门锁钥——《伤寒论》方证探要	樊正阳	¥29.50
中医传薪录：华夏中医拾珍（第一辑）	王家祥	¥29.50
中医传薪录：华夏中医拾珍（第二辑）	樊正阳	¥29.50
中医传薪录：华夏中医拾珍（第三辑）	孙洪彪	¥29.50
中医传薪录：华夏中医拾珍（第四辑）	孙洪彪	¥29.50
医道求真——临床医案笔记（壹）	吴南京	¥29.50
医道求真——临床心得笔记（贰）	吴南京	¥29.50

书名	作者	定价
医道求真——用药心得笔记（叁）	吴南京	¥29.50
医道求真——中医学习笔记（肆）	吴南京	¥29.50
医道存真——抗癌心得笔记（壹）	吴南京	¥29.50
医道存真——孕产育儿笔记（贰）	吴南京	¥29.50
医道存真——中医传承笔记（叁）	吴南京	¥29.50
医道存真——理法方药笔记（肆）	吴南京	¥29.50
中医秘传疼痛灵验妙方大全	王惟恒	¥49.50
疑难病秘验精方大全	王惟恒	¥49.50
古本易筋经十二势导引法（第3版）	严蔚冰等	¥36.00
治癌实录	吴 锦	¥28.00
治癌实录2	吴 锦	¥28.00
病因赋白话讲记	曾培杰等	¥18.00
岭南药王	曾培杰等	¥18.00
伤精病象图	曾培杰等	¥22.00
四君子	曾培杰等	¥22.00
杏林访师记	曾培杰等	¥22.00
针客	曾培杰等	¥22.00
醉花窗	曾培杰等	¥22.00
中医擂台	曾培杰等	¥28.00
芍药先生	曾培杰等	¥28.00
拍案叫绝	曾培杰等	¥25.00
悬壶杂记（第2版）	唐伟华	¥29.50
振腹推拿	付国兵等	¥65.00
肿瘤中医临证精析	赵献龙等	¥29.50
吴中朝师承随记	王 兵等	¥29.50
皮肤病中药临床药理手册	陈明岭等	¥128.00
腧穴定位速查	吴中朝等	¥29.80
常见病特效穴位速查	郭长青等	¥19.80
针灸组合穴速查	郭长青等	¥19.80
人体反射区速查	郭长青等	¥19.80
800种中药速查	谢 宇	¥29.80
《黄帝内经》自学百日通	张湖德等	¥48.50
中医自学百日通	张湖德	¥99.00
杨甲三针灸取穴速查	郭长青等	¥29.80
百治百验效方集	卢祥之	¥29.50
陈国权八法验案：经方临证要旨	陈国权	¥35.00
中医点穴按摩九大绝技	杨树文	¥88.00
老中医教你卵巢保养	杨树文	¥25.00